EL ARTE DE CURAR CON HIERBAS

Los Antiguos Secretos de las Plantas Medicinales

AVA GREEN

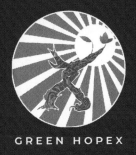

GREEN HOPEX

Contenido

LISTA DE HIERBAS

LISTA DE DOLENCIAS Y REMEDIOS

BONO ESPECIAL

¡Únase a nuestra gran familia de hierbas!

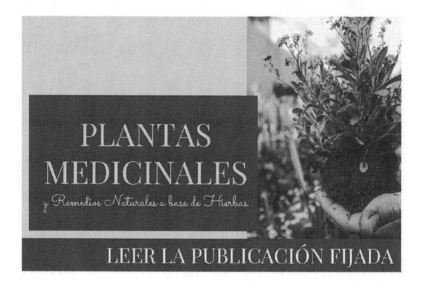

PLANTAS MEDICINALES

y Remedios Naturales a base de Hierbas

LEER LA PUBLICACIÓN FIJADA

Conéctate con personas afines en nuestra comunidad privada herbal en facebook.

¡escanea con tu cámara para unirte!

Introducción

uánto dinero gasta cada año el país desarrollado medio en asistencia sanitaria? Cientos de miles de millones, incluso billones. La suma de la mayoría de los países del primer mundo está casi fuera de nuestro alcance y, sin embargo, la mayoría de la población lucha por mantenerse sana. Vivimos en una constante descarga de adrenalina, dirigiéndonos al trabajo o a la escuela. Estamos en movimiento y, mientras vivimos nuestras ocupadas vidas, permitimos que entren las toxinas. No tenemos tiempo para ser selectivos con lo que entra en nuestro cuerpo, y tendemos a tomar una pastilla cada vez que necesitamos olvidarnos de nuestro malestar. El resultado de esto es un alto nivel de ambivalencia hacia la toma de pastillas y una mayor dependencia de estos fármacos.

Sin duda, necesitamos la medicina occidental convencional. Muchas enfermedades graves requieren un enfoque basado en medicamentos para mantenernos animados y con energía. Pero eso no significa que debamos confiar ciegamente en ella. Antes de la medicina moderna, la gente vivía su vida de forma sana y saludable. Había enfermedades mortales que las plantas medicinales no podían combatir, por supuesto, pero podemos recurrir a la medicina convencional en esas situaciones. Para todo lo demás, ¡busquemos la cura en el mundo natural!

En las dos últimas décadas, la conciencia pública de la medicina herbaria se ha disparado. La gente está recuperando poco a poco la confianza en la naturaleza y se da cuenta de que nuestro papel se entrelaza con la existencia del planeta. Somos criaturas de la Tierra.

Trátala con cuidado y ella te cuidará a cambio.

Las hierbas están repletas de componentes activos que pueden estimular, apoyar, frenar y reeducar diferentes partes de nuestro cuerpo, restaurando su funcionamiento normal. Cuando se utilizan con sabiduría, las plantas con propiedades terapéuticas pueden trabajar en armonía con nuestro cuerpo para producir una salud equilibrada.

Hay miles de plantas terapéuticas, cada una con la capacidad de tratar y curar determinados problemas de salud. Este libro cubre 40 de las más efectivas y comúnmente utilizadas, para darle un buen empujón en la dirección correcta. Si empiezas con estas hierbas, tendrás cientos de opciones de tratamientos naturales para la mayoría de los problemas de salud. En este libro también encontrará 71 alimentos y sus correspondientes remedios. Éstas no son más que sombras en la pared de todos los maravillosos usos de las plantas medicinales.

Con 15 métodos de extracción diferentes explicados en detalle, y recetas adicionales que le ayudarán a comenzar su viaje de curación de inmediato, ésta será su fuente de hierbas a la que recurrirá siempre que le apetezca preparar una cura natural. Desde cómo cosechar, extraer, preservar y almacenar las hierbas y sus remedios, hasta cuándo y cómo usarlas, estoy compartiendo mis últimos secretos sobre el antiguo arte de la curación a base de hierbas con cada aspirante a herbolario.

No se necesitan herramientas extravagantes ni amplios conocimientos de biología; todo lo que necesitas para este viaje de curación es la voluntad de emprenderlo. Siga los consejos de forma sabia y segura, y tendrá garantizada una vida sana y saludable.

Nota antes de Leer

Este libro ofrece conocimientos sobre cómo extraer hierbas medicinales y elaborar remedios a base de hierbas para tratar muchos problemas de salud. Es una guía para principiantes, libre de terminología pesada y compleja, que ofrece un enfoque sencillo y paso a paso de la herbolaria.

No se trata, ni mucho menos, de una enciclopedia de hierbas ni de un libro avanzado para herboristas experimentados.

El libro está escrito por un entusiasta de la herbolaria con experiencia y conocimientos, no por un médico. Ninguna parte de este libro pretende sustituir el consejo de un profesional médico. Utilice las hierbas con precaución y consulte primero las secciones de seguridad. Investiga siempre bien las hierbas antes de usarlas y consulta con tu médico ante cualquier duda.

El autor de este libro no puede garantizar el efecto de los remedios, ya que todos tenemos condiciones y necesidades únicas. El autor no se hace responsable de las lesiones, malas interpretaciones, uso inadecuado, posibles efectos secundarios o cualquier consecuencia adversa.

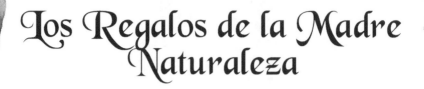

Los Regalos de la Madre Naturaleza

 uando empecé a explorar los beneficios de las hierbas medicinales, empecé con lo básico: lavanda, manzanilla, caléndula y ajo. Había crecido viendo a mi abuela y a mi madre hacer maravillas con las hierbas de nuestro jardín. Para mí, eran como magos que mezclaban pócimas. La magia de estas plantas me fue inculcada de joven. A medida que crecía, mi curiosidad por el mundo de los remedios naturales se fue ampliando y, de hecho, le di una oportunidad a esta medicina cuando me casé. Planté mi propio jardín. Ahora tengo más de 30 plantas medicinales diferentes siempre al alcance de la mano, y toda una despensa repleta de remedios que me ayudan a combatir las enfermedades y a mantenerlas a raya.

Tuve la suerte de familiarizarme con la herboristería desde muy joven, así que no me acerqué a ella con escepticismo. Pero para aquellos que piensan que el boom de la herboristería no es más que tomar fotos dignas de Instagram de coloridas plantas secas, o que las pociones de hierbas son solo para brujas de nariz grande, permítanme mostrarles una imagen más precisa del camino hacia la curación con hierbas.

Puede que la curación a base de plantas haya nacido de la necesidad, pero incluso en esta era moderna seguimos recorriendo el camino allanado por nuestros antepasados. La medicina convencional puede ser necesaria en algunos casos, pero a menudo olvidamos que la gente del pasado confiaba únicamente en lo que la madre naturaleza podía ofrecer. Y con los antibióticos y otros tratamientos médicos que a veces tienen efectos negativos, las hierbas terapéuticas están recuperando la confianza perdida. Muchos patógenos se están volviendo resistentes a los fármacos cargados de sustancias químicas.

Por lo que sabemos, la Madre Naturaleza nos ha dado entre 50.000 y 70.000 plantas con propiedades terapéuticas; pequeños arbustos, líquenes, hongos diminutos, musgos verdes, árboles altos. A nosotros, los médicos modernos, nos corresponde descubrir estas hierbas medicinales y aprender a extraer sus propiedades curativas de forma segura y eficaz. Y la gente lo ha hecho desde los albores de la humanidad. Todas las culturas del mundo tienen sus propias tradiciones herbarias, ya sean sensatas o mágicas, y una conexión única con la naturaleza: la medicina más antigua.

Europa

La historia de la herboristería en Europa está influenciada principalmente por las prácticas asiáticas, pero se remonta a Hipócrates, un filósofo de la antigua Grecia que vivió entre el 460 y el 377 A.C. Al clasificar las hierbas como calientes, secas, frías o húmedas, Hipócrates sentó las bases de la fitoterapia tradicional. Sus "cuatro humores" representaban los cuatro fluidos corporales (flema, sangre, bilis amarilla y bilis negra) y su correspondencia con los cuatro elementos de la naturaleza (agua, fuego, aire y tierra).

Hipócrates desarrolló una base de curación en Grecia, y la herbolaria se apoderó rápidamente de la cuna de la Tierra. Los principales centros urbanos de Grecia no tardaron en sumarse a la iniciativa. Roma comenzó felizmente a conocer las propiedades de la herboristería. La mayor parte de los conocimientos tradicionales de la herbolaria en Roma proceden de Dioscórides, que fue un cirujano del ejército romano entre los años 40 y 90 de nuestra era. Él tras observar 600 plantas, escribió su *De Materia Medica*, que arrojó más luz sobre el uso de las plantas con fines terapéuticos.

Aunque la medicina popular se transmitió de generación en generación, la herboristería europea alcanzó su apogeo en el siglo XV, gracias a la invención de la imprenta. En los siglos siguientes, muchos herbolarios consiguieron imprimir catálogos de hierbas, en varios idiomas, y compartir sus secretos de aplicación con el público. Los libros de referencia sobre hierbas más notables

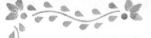

proceden de dos herbolarios ingleses. La novela *The Herbail* (1597), de John Gerard, y *The English Physitian* (1652), de Nicholas Culpeper, son las joyas de la herboristería en Europa. Desde su publicación, han proporcionado valiosos conocimientos e información sobre hierbas para cualquiera que desee explorar (o explotar) los dones de la madre naturaleza.

Con el aumento de las importaciones en los siglos XVII y XVIII, se introdujeron en Europa hierbas extranjeras. Los herbolarios europeos tuvieron ahora la oportunidad de ampliar sus conocimientos y mejorar sus prácticas. Y lo hicieron con vigor. En el siglo XVIII, casi el 70% de todas las plantas medicinales utilizadas en Europa eran importadas.

Cuando la medicina convencional vio aumentar su popularidad, la herboristería fue dejada de lado de forma lenta pero segura. Una vez que el monopolio farmacéutico se extendió por toda Europa, se hizo ilegal practicar la herboristería sin un certificado médico especial. Sólo hace cuatro décadas que la herboristería empezó a recuperar su gloria. Ahora hay muchos practicantes modernos de la fitoterapia y, en algunos países europeos, los remedios naturales se recetan de forma rutinaria.

Oriente Medio e India

Si te gusta la herboristería, probablemente hayas oído hablar de la medicina ayurvédica. El Ayurveda es el sistema curativo más antiguo de Oriente Medio y la India. Va más allá de un simple tratamiento y se adentra en los ámbitos de la religión, la filosofía y la ciencia; se consideran los principales componentes del ser. En su esencia, el uso de hierbas terapéuticas, el yoga, la meditación y otras prácticas ayudan a alcanzar la armonía total.

Esta práctica ancestral ha utilizado plantas medicinales, como la cúrcuma, desde el año 4.000 A.C. La gente común trabajó con hierbas medicinales durante muchas generaciones, pero la primera escuela oficial de ayurveda fue fundada en el 400 A.C. por Punarvasu Atreya. Esto abrió todo un mundo de curación con hierbas para los médicos de antaño. La mayoría de las hierbas y los minerales curativos fueron descubiertos por los populares y antiguos herbolarios indios Charaka y Sushurta, en el primer milenio antes de Cristo.

Este enfoque holístico único es conocido por ser una de las prácticas medicinales más antiguas. Con el auge del budismo, a partir del 563-483 A.C., el ayurveda se dio a conocer en toda Asia, y acabaría extendiéndose a la mayor parte del mundo desarrollado.

Aunque los británicos prohibieron por completo el ayurveda en el siglo XIX, cuando la India se independizó había muchos herbolarios dispuestos a resucitar este enfoque curativo. Desde 1947, el Ayurveda es conocido en todo el mundo como un sistema de tratamiento natural válido y eficaz.

China y el Sudeste Asiático

China es el único país del mundo que puede presumir de tener una antigua tradición curativa a base de hierbas tan apreciada por la gente como la medicina occidental convencional. Aunque la medicina popular china existe desde que el ser humano empezó a vagar por Asia, su herbolario tradicional data de alrededor del año 200 a.C. Las primeras ideas se recogen en el manuscrito chino Clásico de Medicina Interna del Emperador Amarillo. Los conceptos principales del libro enseñan que la vida está a merced de las leyes naturales.

La Medicina Tradicional China (MTC) tiene dos sistemas: uno se basa en los principios del yin y el yang, y el otro en los cinco elementos (madera, fuego, agua, tierra y metal). Los principios del yin y el yang establecen que todo tiene un opuesto complementario: la luz y la oscuridad, y el bien y el mal. El sistema de los cinco elementos describe cómo se clasifican y conectan nuestros órganos internos. Las dos ramas de la MTC se desarrollaron por separado, y la curación de los cinco elementos no nació hasta algún momento entre los años 960-1279, durante la dinastía Song.

La herbolaria china es bastante singular. En lugar de limitarse a tratar de curar los síntomas, un practicante de MTC busca la causa de la desarmonía en el cuerpo. Es un enfoque mucho más eficaz para la curación porque va más allá del alivio de los síntomas. Por ejemplo, si se resfría, un médico chino no se limitará a recetarle una tintura o una infusión para ayudarle a mejorar. Observará todo tu ser para averiguar por qué tu cuerpo no se ha adaptado bien a los factores externos, como el viento y la temperatura.

La antigua medicina china ha influido mucho en el resto

del sudeste asiático, sobre todo en Japón y Corea. La medicina tradicional japonesa llamada Kampoh data del siglo V. Esta forma de medicina se inspiró en la MTC. En Corea, los remedios a base de **hierbas son** muy similares a los utilizados en la medicina tradicional china.

Aunque la MTC es ahora ampliamente reconocida y utilizada para la curación, se ocupa sobre todo de las enfermedades crónicas. Para las enfermedades más graves y agudas, se sustituye por la medicina occidental convencional, incluso en China.

África

El registro médico más antiguo que se conserva en África es el Papiro de Ebers, que data de alrededor del año 1550 antes de Cristo. Aunque ahora se cree que no era más que una copia de colecciones médicas anteriores, nos muestra claramente que las hierbas se han utilizado por sus propiedades terapéuticas desde la antigüedad en África. Este texto hace referencia a más de 700 hierbas medicinales e incluye más de 870 recetas diferentes para afecciones únicas.

Aunque la mayoría de las prácticas herbarias fueron suprimidas durante la época colonial, muchos curanderos tradicionales africanos son muy respetados hoy en día en todo el mundo. Los colonizadores intentaron muchas veces acabar con la cultura de la práctica de las hierbas en África, pero hoy en día los remedios a base de hierbas están ampliamente disponibles tanto en entornos urbanos como rurales. Hay muchos lugares remotos del continente que nunca han cambiado sus prácticas. Incluso hoy, los africanos que viven en zonas rurales alejadas, lejos de los hospitales y de la atención médica convencional, dependen exclusivamente de sus remedios herbales. Se utilizan para enfermedades crónicas, simples y graves o que ponen en peligro la vida.

Australia y Nueva Zelanda

Los aborígenes australianos se asentaron en la isla-continente hace más de 60.000 años y posiblemente tengan la tradición herbal más antigua y rica de todas las culturas del mundo. Desgraciadamente, con la llegada de los colonos europeos y la alteración de la vida aborigen, gran parte de los conocimientos de sus prácticas curativas se desvanecieron en un pozo profundo y olvidado. Sin embargo, la medicina de la selva se sigue utilizando en algunas partes de Australia, y actualmente se está intentando registrar estas tradiciones por escrito. Todavía hay muchas plantas autóctonas, como el eucalipto, que utilizamos y entendemos gracias a los conocimientos y prácticas aborígenes.

Asimismo, tras la llegada de los maoríes a Nueva Zelanda, hace unos 1000 años, desarrollaron sus propios usos medicinales para algunas de las plantas autóctonas. Por ejemplo, utilizaban la Manuka para tratar enfermedades de la piel, resfriados y como sedante. Hoy en día también conocemos la Manuka como un tipo de árbol del té (Leptospermum scoparium), y su aceite es apreciado como remedio herbal. Algunos de nuestros conocimientos sobre las formas en que los maoríes utilizaban las plantas medicinales provienen de los registros escritos por los primeros colonos y misioneros europeos.

En los últimos 200 años, las plantas de Australia y Nueva Zelanda han pasado a formar parte de la fitoterapia en todo el mundo. Y después de 1989, cuando se aprobó la Ley de Bienes Terapéuticos (una ley de la legislación australiana), Australia y Nueva Zelanda empezaron a desarrollar su industria de hierbas medicinales, ofreciendo muchas alternativas naturales de venta libre. También comenzaron con el cultivo comercial de hierbas terapéuticas, e incluso ofrecen formación universitaria para los aspirantes a profesionales.

América del Norte y Central

La historia de la herboristería en Norteamérica tiene su origen en las prácticas rurales de Centroamérica. La primera evidencia americana de estas curas médicas es el Manuscrito Badianus de 1552. Se trata de una lista azteca de hierbas mexicanas utilizadas con fines curativos.

El chamanismo, una práctica religiosa que implica la interacción con los espíritus, está estrechamente ligado a la curación con hierbas en Centroamérica. Lo interesante de la herboristería americana es que en todo el norte y el sur del continente, desde Canadá hasta Chile, los nativos creían que las hierbas estaban llenas de energía espiritual y tenían poderes curativos.

Cuando los colonos europeos llegaron a Norteamérica, en el siglo XVII, se dieron cuenta poco a poco de la naturaleza de

estas prácticas. Se creía que los nativos eran primitivos, pero en realidad su medicina herbal era eficaz. Los colonos descubrieron que podían aprender de esta gente y así se hizo una unión entre la herbolaria nativa americana y la occidental. Esta inspiró al Dr. Wooster Beech a fundar el Eclecticismo en la década de 1830, y a combinar la tradición herbal con los nuevos conocimientos científicos. En 1909, había más de 8.000 seguidores y practicantes del nuevo movimiento.

La práctica de la fitoterapia en Estados Unidos empezó a decaer a principios del siglo XX debido a que las plantas no podían patentarse. Esto significaba que todas las empresas farmacéuticas podían desarrollar medicamentos a base de plantas, por lo que la competencia era dura y los beneficios disminuían. Los ricos y los poderosos destinaron su dinero a las facultades de medicina alopática (convencional) y las otras murieron lentamente. Los médicos en ejercicio practicaban lo que se les enseñaba, así que, una vez que sólo había escuelas alopáticas, los conocimientos sobre hierbas perdieron el favor. Cuando se aprobó una legislación de apoyo en 1994, la herboristería en Estados Unidos soltó un grito de alegría y comenzó su camino de vuelta a la popularidad. En las dos últimas décadas, los norteamericanos han empezado a utilizar las hierbas de forma generalizada con fines curativos, y el número de practicantes de hierbas en todo el continente crece día a día.

América del Sur

Cuando se piensa en la herbolaria sudamericana, lo primero que viene a la mente son los rituales, los sacrificios y la magia. América del Sur es conocida por tener muchas plantas alucinógenas que permitían a sus nativos "comunicarse" con los espíritus. Pero más allá del chamanismo, existe una gran variedad de prácticas y tradiciones herbales diferentes en todo el continente. Desde la región amazónica hasta la ciudad de Río de Janeiro, cada cultura sudamericana está dominada por plantas específicas y sus usos. Gracias a la abundancia de espesas selvas tropicales, Sudamérica ostenta el título de continente con el potencial medicinal más misterioso, inexplicable e inexplorado.

Con las conquistas españolas del siglo XVI, los europeos comenzaron a exportar plantas a Europa. Poco después, las tradiciones herbarias y los remedios secretos de los nativos sudamericanos se extendieron por todo el mundo. Hoy en día, en

Sudamérica, los herbolarios combinan métodos curativos nativos y occidentales.

Lamentablemente, la herboristería sudamericana y muchas de las plantas medicinales autóctonas corren el riesgo de extinguirse, ya que cada año se talan más bosques tropicales o se explotan más por las corporaciones ávidas de dinero.

Independientemente de la historia de la herboristería, hoy en día existe un creciente interés por las plantas medicinales en todo el mundo. A medida que aumenta el uso no selectivo de los medicamentos convencionales, los efectos que éstos tienen sobre las enfermedades han empezado a disminuir. Esto nos obliga a buscar tratamientos alternativos que complementen los fármacos convencionales, de modo que podamos tener estos medicamentos como reserva para utilizarlos sólo cuando sea necesario. Y la herbolaria ofrece precisamente eso. Siga leyendo para saber exactamente cómo puede beneficiarse de este enfoque natural de la curación.

Aprendiendo las Reglas del Juego

Puede que tengas la tentación de saltarte este capítulo y pasar directamente a la esencia del uso de las hierbas con fines medicinales, te sugiero que no lo hagas. Antes de coger el mortero y la maja, y coger un puñado de hierbas del alféizar de la ventana, primero hay que asegurarse de que se conocen las bases de la herboristería. Uno debe desarrollar una base sólida para moderar sus expectativas y rendimientos.

Los Beneficios de la Herbolaria

La herboristería consiste en el uso de plantas con propiedades terapéuticas, de las que se extraen los compuestos biológicos que luego se utilizan para tratar diversas afecciones físicas y mentales. La fitoterapia no es una ciencia críptica sin métodos de tratamiento probados. La Organización Mundial de la Salud (OMS) ha calculado que aproximadamente el 80% de la población global depende de la medicina natural para algún tipo de atención sanitaria.

Aparte del beneficio obvio de tratar los problemas de salud, hay muchas otras razones por las que debería probar la herbolaria:

Beneficios económicos – Una de las principales razones por las que la fitoterapia es tan popular es porque las plantas medicinales son bastante rentables. Puedes preparar un gran lote de remedios con sólo unas cucharadas de una sola hierba.

Sentido de autosuficiencia – Saber cómo preparar tus propios medicamentos naturales significa que ya no dependes de la industria farmacéutica para aliviar cualquier malestar físico. Crear tus propios bálsamos y pociones tiene un aspecto gratificante. Cada vez que echo un vistazo a mi botica casera bien surtida, siento una agradable sensación de logro.

Alternativa segura y natural – Crear tus propias medicinas a base de hierbas significa que no hay conjeturas, no hay que preguntarse qué hay dentro de tus frascos de remedios. No hay ingredientes ocultos ni se añaden productos químicos nocivos. Piensa que es como exprimir la bondad de la naturaleza directamente en tus frascos.

Una alternativa más saludable – Los remedios herbales son realmente eficaces. A diferencia de la medicina convencional, que se produce con el único propósito de tratar los síntomas, las plantas medicinales van más allá de tratar un determinado problema de salud. Por ejemplo, el romero. La infusión de romero puede actuar como un poderoso remedio para tratar las migrañas, pero no es lo único que hace. El romero es una buena fuente de vitaminas A, B6 y C, así como de los minerales calcio y hierro. Estos medicamentos no sólo tratan la dolencia, sino que también le aportan otros beneficios. Esto es mejor que un analgésico químico, ¿verdad?

Te da opciones – Las hierbas tienen diferentes usos medicinales (más sobre ellos en la siguiente sección) que estimulan nuestras células. Lo mejor de hacer tus remedios caseros es la posibilidad de mezclar y combinar. Puedes combinar las hierbas como mejor te parezca, para tratar tus condiciones únicas, y ajustar sus intensidades de una manera que funcione para tu salud. Las posibilidades son infinitas.

La Anatomía de las Hierbas

Es fácil averiguar qué efectos medicinales tiene una determinada hierba en el organismo. Una simple investigación puede indicarte qué hierbas debes tomar para la inflamación, para calmar los nervios o para aliviar el dolor. Y eso debería funcionar bien para un remedio puntual. Pero si te tomas en serio lo de probar la herboristería y crear medicamentos a base de plantas, necesitas un enfoque mucho más profundo.

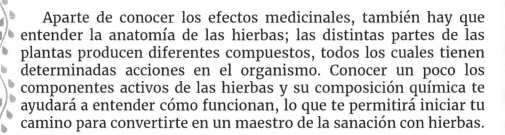

Aparte de conocer los efectos medicinales, también hay que entender la anatomía de las hierbas; las distintas partes de las plantas producen diferentes compuestos, todos los cuales tienen determinadas acciones en el organismo. Conocer un poco los componentes activos de las hierbas y su composición química te ayudará a entender cómo funcionan, lo que te permitirá iniciar tu camino para convertirte en un maestro de la sanación con hierbas.

Aceites Volátiles – El aceite volátil es el extracto de la planta que utilizamos para elaborar el aceite esencial. Compuesto generalmente por más de 100 compuestos diferentes, en su mayoría monoterpenos (moléculas con diez átomos de carbono), es uno de los constituyentes vegetales más importantes con fines medicinales.

Fenoles - Los fenoles son componentes de las hierbas que son principalmente antisépticos o antiinflamatorios por naturaleza. Suelen ser producidos por las plantas como mecanismo de defensa para protegerse de infecciones externas o del pastoreo de insectos. Algunos ácidos fenólicos son potentes antioxidantes e incluso pueden ser antivirales. Los fenoles son un grupo muy variado de compuestos orgánicos, pero cada uno de ellos es muy eficaz.

Taninos – Casi todas las plantas producen taninos. Una vez más, este componente activo tiene el poder de repeler a los insectos herbívoros. El tanino es un compuesto polifenólico y un potente astringente. En la fitoterapia, este compuesto se utiliza sobre todo por su capacidad para favorecer la coagulación de la sangre y frenar las hemorragias. También tensa los tejidos relajados y es una cura eficaz para la diarrea y los problemas de la piel, como el eczema.

Flavonoides - Al igual que los taninos, los flavonoides son compuestos polifenólicos que se encuentran en la mayoría de las plantas. Los flavonoides actúan como pigmentos, lo que significa que dan color (normalmente blanco o amarillo) a los frutos y las flores. Este componente activo tiene muchos efectos medicinales diferentes, pero la razón principal por la que queremos extraer los flavonoides es por sus potentes usos antioxidantes. Las plantas que contienen flavonoides son perfectas para mejorar la circulación, pero también pueden utilizarse como antiinflamatorios, antivirales y para proteger el hígado.

Cumarinas - Estos componentes activos pueden tener acciones medicinales muy diferentes. Algunas plantas que contienen cumarinas estimulan la piel, mientras que otras pueden ser potentes anticoagulantes e incluso relajantes musculares.

Saponinas - Si esta palabra te recuerda primero a la palabra "jabón", no está muy lejos de la verdad. Este compuesto activo se llama saponina porque hace espuma al entrar en contacto con el agua, como el jabón. Las saponinas pueden ser expectorantes (promueven la secreción de moco) y ayudan a la absorción de nutrientes, cuando están en su forma triterpenoide. Cuando se presentan en forma de esteroides, estos componentes tienen una potente acción hormonal.

Alcaloides - Farmacológicamente hablando, los alcaloides son componentes activos debido a su composición química cargada de nitrógeno. Las plantas alcaloides ayudan a crear muchos medicamentos convencionales populares, pero pueden tener un poderoso efecto en el cuerpo, incluso en su forma cruda y natural. Las hierbas alcaloides pueden aliviar el dolor, reducir los espasmos musculares e incluso ayudar a secar las secreciones.

Polisacáridos – Como su nombre indica, los polisacáridos contienen moléculas de azúcar. Este componente se encuentra en todas las plantas. Pero los más importantes desde el punto de vista medicinal son los que se asemejan a una goma pegajosa, que suelen encontrarse en las raíces, la corteza, las hojas y las semillas. Estas "gomas" pueden absorber líquidos, por lo que son perfectas para calmar y reparar tejidos irritados o membranas mucosas. Algunos polisacáridos también mejoran el sistema inmunológico, por ejemplo, las moléculas de azúcar que se encuentran en las hojas de aloe vera.

Amargos - Como ya habrás adivinado, los amargos son los compuestos activos de las hierbas que tienen un sabor amargo o áspero. En teoría, el amargor estimula las secreciones de los órganos digestivos, por lo que, comprensiblemente, las plantas medicinales amargas pueden ser perfectas para mejorar y aliviar la función digestiva. Los amargos también permiten que el cuerpo absorba los nutrientes de forma más eficiente.

Proantocianinas - Al igual que los flavonoides y los taninos, las proantocianinas también son pigmentos, pero estos compuestos

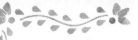

dan un toque de color más oscuro - piense en flores azules, rojas o moradas. Este componente es perfecto para mejorar la circulación en el corazón, pero también en los ojos, las manos y los pies.

Glucósidos cianogénicos - Aunque su nombre dé miedo, los glucósidos cianogénicos pueden ser bastante útiles en pequeñas dosis, a pesar de que producen cianuro de hidrógeno tóxico cuando se tritura la planta. Actúan como un potente relajante que seda el corazón y los músculos. De hecho, las hojas, los tallos, las semillas y las raíces del saúco contienen estas sustancias activas, por lo que su uso puede tener un efecto calmante.

Glucósidos cardíacos - Como su nombre indica, estos componentes herbales pueden proteger el corazón y todo el sistema cardiovascular. Favorecen el ritmo de contracción y repercuten positivamente en el funcionamiento del corazón. Pero los glucósidos cardíacos también pueden actuar como diuréticos y son increíblemente útiles para la producción de orina. La dedalera es una de las mejores fuentes de estos compuestos activos.

Antraquinonas - Estos compuestos herbales hacen maravillas para el intestino grueso. Al provocar contracciones y estimular las paredes del intestino, las antraquinonas inducen el movimiento intestinal y son un laxante natural perfecto para tratar el estreñimiento irritante.

Glucosilinatos - Este componente activo sólo se encuentra en las plantas de la familia de la col y la mostaza, y suele ser bastante irritante para la piel, llegando a provocar ampollas. Sin embargo, cuando se aplican a las articulaciones en forma de cataplasma, estos compuestos pueden aumentar el flujo sanguíneo y favorecer la curación.

Minerales - Al igual que todas las plantas, las hierbas medicinales están repletas de minerales. Muchas plantas extraen estos compuestos beneficiosos de la tierra y luego los convierten en algo fácilmente descompuesto y absorbido por el cuerpo. Por ejemplo, las hojas de diente de león contienen un alto nivel de potasio, además de ser un diurético muy potente.

Vitaminas - Aunque este es probablemente el uso más olvidado de las plantas medicinales, muchas hierbas tienen un contenido considerable de vitaminas. Además de sus otras acciones terapéuticas, las hierbas contienen vitaminas que aumentan su capacidad de curar el cuerpo. Cuantas más vitaminas reciba tu cuerpo, mejor será tu salud.

Hablar el Idioma de las Hierbas

Antes de ponernos a recolectar hierbas y extraer los activos que encierran, es conveniente repasar la terminología común. Conocer el vocabulario esencial y los conceptos de la herboristería te preparará mejor para empezar esta práctica terapéutica con buen pie.

Ya sea que hablemos de acciones de las hierbas, preparaciones, partes de las plantas o simplemente de términos comunes, este glosario completo de hierbas es algo con lo que todo aspirante a herbolario debería estar familiarizado:

Abortivo - Acción que induce al aborto.

Acetract/Acetum - Remedio herbal que utiliza vinagre para extraer los compuestos activos de las hierbas.

Adaptógeno - Hierbas que apoyan las glándulas suprarrenales y nos ayudan a adaptarnos y modular el estrés físico y emocional.

Adyuvante - Agente que apoya las acciones de los agentes medicinales.

Alterativa - Acción que ayuda a las afecciones crónicas porque elimina los desechos metabólicos, refuerza la inmunidad y limpia el organismo.

Amoebicida - Hierbas que ayudan con las enfermedades causadas por una ameba.

Anfótero - Acciones que restauran el funcionamiento normal de los órganos.

Anabólico - Significa que promueve el crecimiento de tejidos sanos.

Analéptico - Para estimular y restaurar el funcionamiento normal del sistema nervioso central.

Analgésico - Acción de las hierbas que alivia el dolor.

Anafrodisíaco - Acción opuesta a la afrodisíaca, es decir, que reduce el deseo y la excitación sexual.

Anestésico - Acción que induce a la anestesia, al adormecimiento o a la pérdida de sensibilidad al deprimir ciertas funciones nerviosas .

Antiácido - Agente que neutraliza la acidez del estómago.

Antianémico - Medio que previene la anemia o ayuda a tratarla, si ya está presente.

Antibacteriano - Impide la propagación de las bacterias.

Antibilioso - Acción que combate el dolor de estómago, las náuseas y otras afecciones provocadas por el aumento de las secreciones biliares.

Antibiótico - Acción que inhibe el crecimiento bacteriano.

Anticanceroso - Previene o disminuye el riesgo de desarrollar cáncer.

Anticatarral - Hierbas que ayudan con las membranas mucosas inflamadas de la garganta y la cabeza.

Antidepresivo - Acción medicinal que previene o disminuye la intensidad de la depresión mental.

Antidiabético - Agente que ayuda con la diabetes e incluso puede mejorar la utilización de la insulina.

Antidiarreico - Acción que previene o trata la diarrea.

Antiemético - Alivia e incluso previene los vómitos y las náuseas.

Antiepiléptico - Acción que alivia los síntomas de la epilepsia y combate las convulsiones.

Antifúngico - Instrumento utilizado para destruir el crecimiento de los hongos.

Antihemorrágico - Que alivia la hemorragia y controla o previene las hemorragias.

Antiinfeccioso - Detiene o previene las infecciones.

Antiinflamatorio - Acción que controla, reduce y previene la inflamación en el organismo.

Antilítico - Previene la formación de cálculos en el riñón o la vejiga.

Antimalárico - Alivia los síntomas del paciente o previene la malaria.

Antimicrobiano - Hierbas que destruyen los microbios.

Antioxidante - Previene la oxidación.

Antiparasitario - Acción que impide la acumulación de parásitos o trata las afecciones parasitarias, si ya están presentes.

Antiperiódico - Acción de las hierbas que evita que las enfermedades (como la malaria) vuelvan a aparecer periódicamente.

Antiflogístico - Acción que contrarresta la inflamación.

Antipruriginoso - Previene y alivia los síntomas agravantes del picor.

Antipirético - Reduce la fiebre corporal e induce la transpiración.

Antirreumático - Previene, trata y alivia el dolor causado por el reumatismo, una inflamación de los músculos y las articulaciones.

Antiescorbútico - Previene y trata el escorbuto, enfermedad causada por la carencia de vitamina C.

Antiséptico - Acción que previene la caries, elimina la sangre y el pus e inhibe el desarrollo de microorganismos.

Antiespasmódico - Calma el sistema nervioso y previene y alivia los calambres y espasmos musculares.

Antitusivo - Previene, controla y alivia la tos.

Antiulceroso - Previene la formación de úlceras.

Antivenoso - Acción que puede actuar como prevención al veneno de los animales.

Antiviral - Actúa contra los virus.

Antizimótico - Agente que impide la fermentación o la descomposición.

Ansiolítico - Acción herbácea que previene, alivia y reduce los síntomas de la ansiedad.

Aperitivo - Funciona como un laxante suave.

Aperitivo - Hierbas que se toman antes de las comidas para estimular y aumentar el apetito.

Afrodisíaco - Restablece y aumenta el deseo y la excitación sexual.

Aromaterapia - Arte y práctica de utilizar aceites esenciales para promover la salud física y emocional. La aromaterapia estimula los sitios receptores en el cerebro, permitiendo que los compuestos de los aceites sean absorbidos.

Aromáticas - Hierbas ricas en aceites volátiles y compuestos aromáticos.

Asepsia - Estéril y no infectado; libre de gérmenes.

Astringente - Acción que hace que la piel, los vasos sanguíneos y los tejidos se contraigan. Detiene las hemorragias y las secreciones mucosas.

Acuártico - Aumenta la producción de orina y retiene los electrolitos. Excelente para mejorar la circulación sanguínea en los riñones, pero sin afectar a la reabsorción de sodio.

Bactericida - Hierbas que previenen las infecciones bacterianas.

Bálsamo - Resina de árbol calmante.

Bronquial - Mejora la respiración al relajar los espasmos de los pulmones y/o los conductos que conducen a ellos.

Calmante - Acción calmante con propiedades sedantes.

Carcinostatico - Detención del crecimiento de tumores malignos y carcinomas.

Cardiotónico - _Acción que refuerza el funcionamiento del corazón._

Carminativo - Previene la formación de gases en los intestinos y ayuda a su liberación.

Catártico - Induce el movimiento intestinal y provoca la evacuación. Las hierbas catárticas pueden ser suaves o vigorosas.

Cáustico - Hierbas ricas en ácido que pueden causar corrosión en los tejidos vivos.

Cefálico - Término que se refiere a las enfermedades en, dentro o cerca de la cabeza.

Colagogo - Acción que mejora el flujo de la bilis en la vesícula biliar.

Cicatrizante - Mejora la cicatrización de las heridas y favorece la recuperación del tejido cicatricial.

Cordial - Bebida o medicamento a base de hierbas estimulante.

Contrairritante - Acción que provoca una respuesta inflamatoria de la zona afectada.

Descongestionante - Alivia la congestión.

Demulcente - Calma, alivia y protege las mucosas irritadas o inflamadas, tanto interna como externamente.

Desobstruyente - Despeja la obstrucción de los conductos para el flujo normal de las secreciones y fluidos corporales.

Depurativo - Acción que purifica y limpia la sangre.

Dermatitis - Inflamación de la piel que produce picor y enrojecimiento, también conocida como sarpullido.

Detergente - Limpia heridas, infecciones, úlceras y forúnculos.

Diaforético - Acción que favorece la transpiración y la circulación, y elimina las toxinas superficiales.

Digestivo - Apoya y promueve una digestión saludable.

Desinfectante - Acción herbácea que destruye los gérmenes y los microbios patógenos que causan las infecciones.

Diurético - Acción herbal que promueve la producción y el flujo de orina.

Ecbólico - Aumenta las contracciones uterinas.

Emético - Hierbas que inducen y provocan el vómito y el vaciado del contenido del estómago.

Emmenagoga - Apoya y regula el flujo menstrual normal, pero también puede descongestionar la sangre.

Emoliente - Acciones que calman y suavizan la piel.

Epispático - Sustancias que provocan la formación de una secreción o ampolla.

Errhine - Acción de las hierbas que aumenta la secreción nasal, además de estimular los estornudos, cuando se aplica a la membrana mucosa.

Escarótica - Sustancia que provoca la descamación y mata los tejidos.

Estrogénico - Acción que aumenta la producción de la hormona estrógeno, o que actúa como un estrógeno.

Euforizante - Acción medicinal que, a veces, crea adicción y hace que el cuerpo entre en un estado de euforia temporal.

Exantemático – Remedio para el sarampión, la escarlatina y otras enfermedades eruptivas similares de la piel.

Exhilarante – Acción medicinal que eleva el estado de ánimo y alegra la mente.

Expectorante – Favorece la eliminación de la mucosidad de la tráquea y los pulmones, aunque este término se utiliza a menudo para explicar todo tipo de remedios que pueden aliviar la tos.

Febrífugo – Acción que puede disminuir la temperatura corporal y la fiebre. Muy similar al antipirético.

Galactagogo – Aumenta y favorece la producción y el flujo saludable de la leche materna.

Germicida – Acción que puede destruir los gérmenes (patógenos).

Hemagogo – Apoya y promueve el flujo sanguíneo saludable.

Hemostático – Hierbas que son astringentes y pueden detener o controlar las hemorragias y purificar la sangre.

Hepático – Aumenta la secreción de bilis y promueve la función saludable del hígado.

Hipertensiva – Acción que aumenta la presión sanguínea.

Hipnótico – Relaja el sistema nervioso y favorece el sueño.

Hipoglucemiante – Acción que reduce el nivel de azúcar en la sangre.

Hipotensor – Acción que reduce la presión arterial.

Inhalación – Inhalación de vapor a través de las fosas nasales.

Laxante – Favorece la evacuación del contenido intestinal.

Litotrípico – Sustancias que provocan la disolución de los cálculos renales y vesicales.

Linimento – Remedio externo que se aplica por frotación.

Masticatorio – Sustancias que aumentan la producción de saliva al masticar.

Mucílago/Mucilaginoso – Sustancia pegajosa segregada por las membranas y glándulas mucosas.

Midriático (también miótico) – Acción que provoca la dilatación de las pupilas.

Narcótico – Sustancia adictiva que reduce el dolor e induce la somnolencia o el sueño.

Nauseabundo – Provoca vómitos y náuseas.

Nervioso – Acción que relaja el sistema nervioso, calma los nervios y disminuye la tensión.

Nootrópico – Sustancias que mejoran las funciones cognitivas y mejoran la concentración y la memoria.

Oxitócico – Acción que induce las contracciones uterinas.

Parasiticida – Hierbas que pueden destruir los parásitos.

Parturifaciente – Induce el trabajo de parto y el alumbramiento.

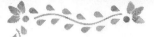
Refrigerante - Acciones refrescantes que eliminan la sed y/o el calor.

Relajante - Sustancias que relajan y eliminan la ansiedad y la tensión.

Renal - Acción que fortalece, apoya y trata las enfermedades y desequilibrios renales.

Rubefaciente - Aumenta el flujo sanguíneo de la piel e induce el enrojecimiento.

Sedante - Sustancias que favorecen el sueño y aportan tranquilidad.

Soporífero - Similar a un sedante. Favorece el sueño.

Espasmódico - Provoca la contracción y relajación de los músculos.

Esteroides - Compuestos orgánicos activos que incluyen alcaloides, algunas vitaminas y algunas hormonas.

Estimulante - Estimula y aumenta el funcionamiento de una determinada parte del cuerpo u órgano, de forma temporal.

Estomacal - Promueve la salud del estómago y favorece la digestión normal.

Terpenos - Moléculas de hidrocarburo que son aromáticas y forman la base de los aceites volátiles.

Tónico - Hierbas que fortalecen, restauran y nutren todo el cuerpo.

Tópico - Forma de aplicación del remedio que se utiliza externamente, en la superficie del cuerpo.

Timoléptico - Modifica el estado de ánimo y dinamiza la salud mental y el bienestar.

Vermicida/Vermífugo - Sustancia que destruye las lombrices intestinales.

Vulneraria - Favorece la cicatrización de las heridas.

Ahora que sabes cómo funcionan las plantas medicinales y por qué debería probar la herbolaria, la verdadera diversión puede comenzar. Profundicemos en el lado terapéutico de la naturaleza, para aprender y permitir que nos cure desde dentro.

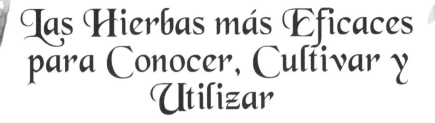

Las Hierbas más Eficaces para Conocer, Cultivar y Utilizar

Las hierbas son la piedra angular de la curación, y se han utilizado para prácticas medicinales durante miles de años. Puede que estén enmascaradas por diversos procesos químicos, pero los compuestos de las plantas siguen siendo la base de muchos productos farmacéuticos que utilizamos hoy en día. ¿Sabías que la aspirina se obtiene de la corteza del sauce? No, no estoy despotricando contra el uso de los fármacos modernos; simplemente trato de destacar la potencia que tienen las hierbas naturales. Cuando tu cuerpo empieza a emitir señales de dolor, es tentador echar mano de ese frasco de píldoras - ¡pero hay una alternativa!

Las hierbas comprenden muchos componentes activos, cada uno de los cuales aporta algo nuevo y diferente al organismo. Producen diversos compuestos químicos que pueden proteger contra muchas enfermedades y dolencias o ayudar a tratarlas. Dependiendo de los problemas de salud que desee tratar, hay muchas hierbas, o partes de plantas, que puede utilizar en su beneficio.

Para liberarse de los grilletes innecesarios de la industria farmacéutica, le presento las 40 hierbas esenciales que le ayudarán a construir su botica natural en casa.

Tu Botiquín Natural

Todos tenemos un botiquín de primeros auxilios en algún lugar de la casa, en el maletero del coche o escondido en otro sitio. Aunque este maletín convencional está bien equipado para asistirnos cuando sufrimos un accidente, eso no significa que debamos echar mano de cremas cargadas de productos químicos para cada rasguño. Enriquecer el maletín médico con suplementos naturales no sólo te da más opciones para elegir cuando se produce una lesión repentina, sino que también te ayuda a limitar el uso de productos farmacéuticos cuando no es necesario.

Para asegurarte de que estás a salvo de todo tipo de desgracias, aquí están las 12 hierbas principales que todo aspirante a curandero verde nunca debería perder.

ÁRNICA
(Arnica montana)

El árnica montana es un potente homeopático que se utiliza sobre todo para aliviar el dolor muscular. Un estudio realizado en 2007 descubrió que el gel de árnica era tan eficaz como el gel de ibuprofeno cuando se administraba a pacientes con osteoartritis en los dedos (Widrig et al., 2007). Ambos grupos tuvieron una recuperación similar, y los médicos tuvieron dificultades para distinguir entre los pacientes que recibieron el árnica y los que recibieron el gel de ibuprofeno.

Mi marido tiene a menudo claudicación (calambres en las piernas al caminar), así que, siempre que damos nuestros largos paseos o vamos de excursión, llevo conmigo mi gel de árnica. Recuerdo que una vez empezó a sentir un fuerte dolor en la pantorrilla, y apenas podía moverse. Nos sentamos en el suelo y le masajeé la piel de la pierna con este increíble gel durante unos diez minutos. Media hora después, estaba listo para correr conmigo hasta la cima de la colina.

Es originario de: Europa, noroeste de Estados Unidos, Canadá, Pirineos, Siberia

Descripción: Cuando se recoge en plena floración, el árnica se reconoce por sus flores amarillas y sus hojas en forma de huevo. El árnica se utiliza sobre todo como ungüento natural y compresión para esguinces y contusiones. Acelera el proceso de curación y alivia el dolor muscular. Puede utilizarse, internamente, para tratar golpes o lesiones, pero es una aplicación poco frecuente y requiere dilución. La planta puede ser bastante tóxica (incluso si la dosis es baja), por lo que no se recomienda su consumo interno.

La crema o el gel de árnica pueden ser el complemento perfecto de su botiquín natural y son eficaces para curar las contusiones o disminuir los dolores musculares.

Componentes principales: Flavonoides, lactonas sesquiterpénicas, aceite volátil, polisacáridos, mucílago, timol

Acciones Medicinales:
Homeopático
Antiinflamatorio

Usos principales:
Alivia el dolor muscular
Cura contusiones y esguinces
Mejora el suministro de sangre a nivel local
Reabsorbe las hemorragias internas

Partes utilizadas: Las flores y el rizoma

Uso práctico: Compresión y ungüento según las instrucciones del capítulo "Aprovechar la esencia de las hierbas". Aplicar árnica para obtener efectos antiinflamatorios. Hace maravillas.

Precauciones de seguridad: El árnica, en su forma pura, puede ser bastante venenosa cuando se toma internamente. Utilícela sólo para aplicación externa y sólo cuando la piel esté sana. La aplicación de árnica sobre la piel rota puede causar dermatitis.

CALÉNDULA
(Calendula officinalis)

Las tinturas de caléndula son probablemente el remedio natural más eficaz para reparar los tejidos y calmar el enrojecimiento. Sus propiedades farmacológicas y sus altos componentes antiinflamatorios hacen de la caléndula el lavado más seguro para la dermatitis del pañal de los bebés.

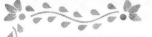

Siempre tengo una pomada de caléndula en mi botiquín, ya que siempre me viene bien a finales de la primavera, cuando el sol calienta demasiado la piel. La hierba también hace fantásticas gárgaras naturales para el dolor de garganta y las ampollas. Hace unos años, cuando atravesaba un período difícil, los médicos me diagnosticaron que el estrés me estaba causando dolorosas ampollas en la boca. Si no hubiera sido por mis gárgaras de caléndula para aliviar estas llagas, probablemente habría estado aún más estresada.

Originaria de: Sur de Europa

Descripción: Es posible que la conozca como caléndula de maceta, esa encantadora flor anaranjada que se encuentra decorativamente en su jardín. Pero lo que tal vez no sepa es que la caléndula está repleta de propiedades medicinales que deberían otorgarle un lugar en su botiquín de primeros auxilios. Utilizada principalmente como remedio para la piel, la caléndula puede aliviar la piel inflamada, las erupciones y las quemaduras solares, y también es eficaz para los cortes y las rozaduras. Cuando se toman internamente, estos pétalos de color naranja brillante favorecen la digestión y ayudan a combatir los problemas de inflamación intestinal.

Componentes principales: Flavonoides, resinas, fitoesteroles, carotenos, glucósidos amargos, mucílago, aceite volátil.

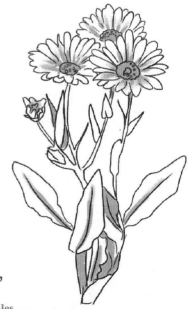

Acciones Medicinales:
Antiinflamatorio
Antiviral
Antibacteriano
Desintoxicante
Cura las heridas
Alivia los espasmos musculares
Ligeramente estrogénico

Usos Principales:
Alivia la piel roja e inflamada
(erupciónes, quemaduras, acné)
Trata las afecciones fúngicas (aftas,

pie de atleta, tiña)
Trata eficazmente la Candida albicans
Cura cortes y heridas (astringe los capilares)
Ayuda a la digestión
Ayuda con las úlceras y la gastritis
Usos ginecológicos

Partes utilizadas: Las flores: los pétalos y la cabeza de la flor

Uso práctico: Es adecuado para hacer infusiones, aceites infundidos, cremas, ungüentos y tinturas.

Precauciones de seguridad: No tome la caléndula internamente durante el embarazo. También puede provocar somnolencia si se combina con medicamentos postoperatorios, y somnolencia crónica si se consume con sedantes.

CONSUELDA
(Symphytum officinale)

La consuelda es uno de los sanadores naturales más poderosos. Mi ungüento casero está siempre en mi botiquín para ayudarme con los esguinces y las contusiones. Acompañando a mi marido en sus aventuras de senderismo va en contra de mi naturaleza torpe, ya que parece que siempre encuentro una roca enorme en la que torcerme el tobillo. Mi récord fue el otoño pasado, cuando mi torpeza chocó con el tiempo lluvioso y un camino resbaladizo. Parecía que siempre me lesionaba. Varias veces en el sendero me torcí el tobillo. Pensé que mi marido tendría que llevarme en brazos todo el camino de vuelta pero, después de 20 minutos de frotar el ungüento en mi lesión, pude levantarme y caminar con normalidad. Puede que la consuelda no sea mágica, pero seguro que es eficaz.

No me creas a ciegas. Una investigación de la revista Complementary Therapies in Medicine (Frost et al., 2013) sugiere que la consuelda es bastante eficaz para curar heridas abrasivas.

Originaria de: Europa

Descripción: Si vives en una región templada, es probable que te hayas encontrado alguna vez con la consuelda. Con hojas

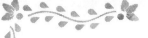

gruesas y un racimo de flores (normalmente) rosas, este arbusto crece en todo el mundo. La consuelda, que significa literalmente "hecho firme", tiene una larga historia de uso tradicional para remendar huesos. De hecho, los nombres comunes de la consuelda son knitbone y boneset, por esta aplicación clásica. También puede utilizarse para curar heridas y roturas. Hoy en día, esta beneficiosa planta es un popular suplemento natural utilizado para tratar las lesiones deportivas, gracias a su poderosa capacidad para favorecer la curación de hematomas, fracturas y esguinces. La consuelda también puede utilizarse para tratar las picaduras de insectos u otros problemas de inflamación de la piel.

Componentes principales: Mucílago, ácidos fenólicos, alantoína, asparagina, triterpenoides, taninos.

Acciones medicinales:
Antiinflamatorio
Demulcente
Propiedades reparadoras de los tejidos
Acciones curativas de las heridas
Astringente

Usos principales:
Favorece la curación de los hematomas
Une los ligamentos y los huesos
Reduce la gravedad de los esguinces como compresa
Se aplica para calmar el pastoreo
Cura las picaduras de insectos
Se utiliza para tratar la mastitis

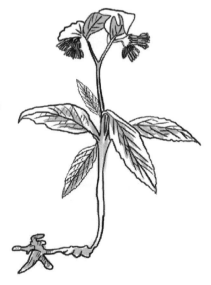

Partes utilizadas: Toda la planta – raíces y partes aéreas

Uso práctico: Siéntete libre de hacer una compresa, tintura, ungüento o aceite infundido de consuelda, para el resultado deseado.

Precauciones de seguridad: La consuelda puede ser insegura para su uso interno, ya que se ha relacionado con daños en el hígado.

Por esta razón, se ha convertido en una planta muy denostada. Sin duda, es una hierba que debe utilizarse bajo la dirección de un profesional hasta que se tenga suficiente experiencia propia. Una vez que se sabe cómo utilizarla es muy valiosa para su uso interno, y a corto plazo. Cuando se aplique externamente, hay que asegurarse de que la piel está sana y no está rota, ya que los productos químicos de la consuelda pueden causar más daños.

EQUINÁCEA
(Echinacea spp.)

Los científicos han llegado a la conclusión de que el consumo de equinácea puede reducir el riesgo de contraer un resfriado en un 58% (Shah et al.,2007). Si ya estás luchando contra un resfriado, los mismos científicos descubrieron que tomar equinácea puede acortar el tiempo que pasas en la cama en 1,4 días.

El invierno pasado, estaba en un viaje de fin de semana a los Alpes, y toda la familia se resfrió en medio de nuestro viaje de esquí. Habíamos pagado todo por adelantado y teníamos muchas ganas de divertirnos. Es de imaginar lo molestos que estábamos por tener que pasar el resto del viaje en la cama. Como había traído mi botiquín de hierbas, pensé que sería una buena idea tomar una pastilla de equinácea antes de acostarnos. Y vaya si tenía razón. Al día siguiente, los síntomas del resfriado casi habían desaparecido y pasamos un rato memorable en la nieve.

Nativo de: Centro de EE.UU.

Descripción: La equinácea, antes conocida como hierba de la serpiente, es una planta perenne parecida a una margarita de color púrpura que tiene propiedades para combatir las infecciones y limpiar las toxinas. Tradicionalmente utilizada como cura para las mordeduras de serpiente, el dolor de garganta y los problemas sépticos, esta coneflower puede ser un poderoso remedio natural para las afecciones virales y bacterianas. Aunque la historia medicinal de la equinácea no es muy larga, hoy en día es una de las plantas más utilizadas en la fitoterapia occidental. La equinácea puede utilizarse para diversas enfermedades, especialmente las relacionadas con infecciones.

Componentes principales: Polisacáridos, ésteres del ácido cafeico, alquilaminas

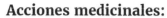

Acciones medicinales:
Desintoxicante
Antiinflamatorio
Propiedades curativas
de las heridas
Antimicrobiano

Inmunomodulador
Aumenta el recuento
de glóbulos blancos

Usos principales:
Remedio   para   las
infecciones
Alivia el dolor de garganta
Alivia el acné y otras
infecciones de la piel
Trata el asma y otras
alergias similares
Remedio para la gripe y el
resfriado
Alivia la piel de las
mordeduras y picaduras

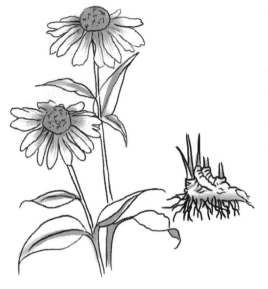

Partes utilizadas: La flor y la raíz

Uso práctico: La equinácea es impresionante como tintura, cuando se hace en cápsulas o tabletas, o como decocción.

Precauciones de seguridad: La equinácea es generalmente segura tanto para uso interno como externo. Sin embargo, ten en cuenta que la equinácea interactúa con la cafeína. Tomar equinácea con café ralentizará la descomposición de la cafeína, y puede terminar con demasiada cafeína en el torrente sanguíneo.

MATRICARIA
(Tanacetum parthenium)

Las investigaciones dicen que la matricaria tiene el potencial de ser considerada el medicamento natural para tratar las migrañas (Pittler & Ernst, 2004). Reduce la frecuencia y la gravedad de las migrañas, pero no sirve para aliviar el dolor como la aspirina de otros tipos de dolores de cabeza. Tiene propiedades antiinflamatorias y se cree que aumenta la liberación de serotonina y disminuye la de histaminas. En lugar de recurrir a un analgésico, por qué no intentar calmar el dolor a base de hierbas? El extracto de esta hierba, en forma de cápsulas, es mi recurso para reducir la gravedad de las migrañas.

Hace unos meses, me dirigía a una conferencia en otro país, con mi marido. Siempre me duele mucho la cabeza después de un largo viaje, y esta vez no fue diferente. Justo cuando pensaba que iba a pasar todo el día agonizando, me tomé una de mis cápsulas de matricaria y, dos horas después, los síntomas de la migraña habían desaparecido. Sorprendentemente, tampoco me dolió la cabeza en el viaje de vuelta a casa.

Originaria de: Sudeste de Europa

Descripción: A primera vista, se puede confundir esta planta con la manzanilla. A pesar de que ambas pertenecen a la familia de los crisantemos y comparten la misma flor blanca, parecida a una margarita, con un centro amarillo, estas dos plantas son diferentes. A diferencia de la manzanilla, son las hojas de la matricaria las que están repletas de propiedades terapéuticas. Tradicionalmente conocida como "la hierba de la mujer", la matricaria se ha utilizado para inducir la menstruación durante muchos siglos. En la actualidad se utiliza principalmente para tratar las migrañas, la matricaria es un elemento imprescindible entre tus suplementos herbales. Guárdala en tu botiquín para un alivio rápido.

Componentes principales: Aceite volátil, sesquiterpenos, lactonas sesquiterpénicas

Acciones medicinales:
Analgésico
Antiinflamatorio
Antirreumático
Ayuda a los hombres
ciclo estrual
Reduce la fiebre

Usos principales:
Disminuye la temperatura corporal

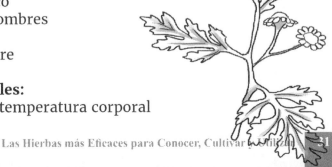

Induce la menstruación
Previene la migraña
Disminuye los dolores artríticos y reumáticos

Partes utilizadas: Las partes aéreas
(las partes que crecen por encima del suelo)

Uso práctico: Prepara una tintura, cápsulas o comprimidos, o simplemente utiliza las hojas frescas para su consumo. ¡Así de fácil! ¡No hay nada mejor que eso!

Precauciones de seguridad: Evita masticar las hojas frescas y el consumo interno durante el embarazo. También se sabe que la matricaria afecta a la coagulación de la sangre, por lo que debe evitar su consumo antes y después de una intervención quirúrgica.

AJO
(Allium sativum)

El ajo puede ser un potente antibiótico, lo que es estupendo para tratar infecciones. Los científicos han descubierto que, en determinadas circunstancias, su compuesto, el sulfuro de dialilo, es la friolera de 100 veces más eficaz que otros antibióticos convencionales utilizados para acabar con la bacteria Campylobacter, principal responsable de las infecciones intestinales (Lu et al., 2012). Puede que no sea un gran fan del aliento a ajo, pero su salud seguramente agradecerá el consumo de esta planta.

Cuando visitaba Chicago el año pasado, mi hija empezó a sentir un terrible dolor en el oído. Siempre tiene problemas con los nervios que rodean los canales auditivos cuando baja la temperatura y no lleva el gorro. Justo cuando comenzó a quejarse, le di una cápsula de ajo (un extracto que siempre tengo en mi botiquín). Al cabo de 30 o 40 minutos, cuando le pregunté si se sentía mejor, sonrió, sorprendida, y dijo: "Oh, ya me había olvidado del dolor. Supongo que tus píldoras mágicas sí funcionan".

Originaria de: Asia Central

Descripción: Si su abuela solía masticar dientes de ajo para bajar la tensión arterial, ya conoce los increíbles beneficios de esta bulbosa perenne. El ajo no sólo mejora nuestras comidas, sino también nuestra salud. Combate las infecciones, mantiene a raya nuestra presión arterial, el colesterol y el azúcar en sangre, y es uno de los suplementos naturales más populares. Los expertos afirman que la mejor manera de exprimir los saludables compuestos antimicrobianos del ajo es machacar, cortar en dados o romper los dientes para permitir la conversión de las sustancias químicas en alicina y otros antibióticos, antes de hacer la tintura o comerlos. Espere 10 minutos después de la trituración y, a continuación, utilícelo como medicamento o ingiéralo con la comida. El conocido olor del ajo proviene de los compuestos de azufre que contiene.

El extracto de ajo, en forma de cápsulas, puede ser la adición perfecta a su bolsa de primeros auxilios para cuidar de las infecciones repentinas.

Componentes principales: Aceite volátil, selenio, escordinina, vitamina A, B, C, E, alicina

Acciones medicinales:
Antibiótico
Antidiabético
Antiinflamatorio
Expectorante
Regulador de la presión arterial
Inductor del sudor

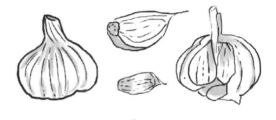

Usos principales:
Reduce la presión arterial alta
Ayuda a la diabetes de tipo 2
Trata las infecciones (principalmente de garganta, nariz, pecho y oídos)
Previene y descompone los coágulos de sangre
Ayuda a tratar las afecciones de la piel por hongos
Protege de los cánceres, como el de estómago y el de colon

Partes utilizadas: Toda la planta (principalmente el bulbo)

Uso práctico: Apto para consumo en crudo, jarabes, cápsulas o comprimidos. Todos funcionan de maravilla, dependiendo de sus necesidades.

Precauciones de seguridad: Se sabe que el ajo reduce el azúcar y la presión sanguínea, por lo que debe usarse con precaución si ya tiene la presión o el azúcar bajos, ya que los niveles pueden bajar demasiado para usted. Además, el ajo crudo, aplicado sobre la piel, puede causar irritaciones en algunos casos.

LAVANDA
(Lavandula spp.)

En el siglo XVII, el herbolario John Parkinson escribió sobre la lavanda, diciendo que era "buena para las penas y dolores de cabeza y cerebro". Estamos en el siglo XXI para confirmar lo que dijo Parkinson. Un estudio de 2014 descubrió que el consumo de aceite esencial de lavanda trataba la ansiedad con más eficacia que un tranquilizante (Chevallier, 2016, p. 108). Pero esta hierba de encantador aroma es algo más que un relajante. Su aceite esencial es estupendo para tratar las picaduras de insectos y las quemaduras, por lo que es una gran adición a un botiquín natural.

Hace un par de años, nos fuimos de camping con unos amigos. Fui con mi hija un día antes, y mi marido debía acompañarnos al día siguiente. Yo había olvidado mi botiquín de hierbas, así que le pedí que lo trajera. La primera noche sufrimos tantas picaduras de mosquitos que nos pasamos el día siguiente rascándonos la piel. Cuando trajo mi aceite de lavanda, lo aplicamos en las zonas afectadas y la irritación empezó a desaparecer. Mi marido también trató su propia piel como medida preventiva. Adivina cuántas picaduras de mosquito tuvo que soportar esa noche... Ninguna.

Originaria de: Mediterráneo occidental, especialmente Francia

Descripción: La lavanda puede hacer algo más que calmarte durante un relajante baño. Puede que la conozcas sobre todo por su aroma en los productos cosméticos o en los ambientadores, pero la lavanda también tiene poderosas propiedades medicinales. Cuando se usan internamente, las flores moradas pueden ser un gran antidepresivo, mientras que las aplicaciones externas funcionan como insecticida. Y gracias a su alto contenido en aceite volátil, la lavanda también mantendrá a raya la salud de tu intestino.

El aceite esencial de lavanda ha demostrado ser un remedio inestimable que puede incluso aliviar los dolores de cabeza, si se

masajea suavemente en las sienes
.

Componentes principales: Aceite volátil, flavonoides

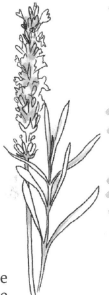

Acciones medicinales:
Antidepresivo
Antiespasmódico
Neuroprotector
Antimicrobiano

Usos principales:
Relajante para reducir el estrés y la ansiedad
Efecto sedante
Alivia la indigestión
Alivia las picaduras de insectos
Antiséptico para quemaduras, heridas y llagas

Partes utilizadas: Las flores

Uso práctico: Con esta hierba casi mágica se puede preparar una gran taza de té justo antes de dormir, un aceite esencial, una tintura, una infusión o incluso un relajante aceite de masaje.

Precauciones de seguridad: Cuando se aplique el aceite esencial por vía tópica, asegúrese de utilizar pequeñas cantidades medicinales, ya que la lavanda puede causar a veces irritación si la dosis es mayor. Además, evite tomar lavanda con sedantes, ya que podría causar somnolencia crónica. El aceite de lavanda también es estrogénico, por lo que hay que evitar su uso en grandes cantidades durante largos periodos de tiempo; por esta razón, el aceite de lavanda puede causar problemas a los niños, especialmente a los pequeños.

MIRRA
(Commiphora molmol)

Conocida como "la cura de los Reyes Magos", la mirra fue uno de los regalos que el niño Jesús recibió de los Reyes Magos. Conocida como una de las hierbas medicinales más antiguas, los antiguos egipcios dependían de este árbol beneficioso para tratar el herpes y la fiebre del heno. Hoy en día, los estudios han descubierto que la mirra ayuda con el dolor neuropático y la artritis reumatoide (Chevallier, 2016, p. 85), y es un arma clave contra muchas infecciones. De hecho, es una de las armas más poderosas de las que hablaremos. Un estudio descubrió que el extracto de mirra elimina las infecciones de hígado en cuestión de semanas (Massoud et al., 2001).

Y puedo dar fe de ello. Hace tres años, empecé a tener una diarrea severa y dolor abdominal. Fui a mi médico y me dijo que era hepática. Investigué y descubrí que la mirra -mi remedio para el dolor de garganta- era perfecta para ello. En un par de días, ya no sentía ningún síntoma. Una semana después, en mi siguiente revisión, mi médico se sorprendió de cómo me había limpiado sólo con hierbas. Como un médico verde en el bosque, tú también puedes mezclar tus propios polvos y pociones para ser más poderoso.

Originaria de: Noreste de África

Descripcción: Es posible que conozcas la mirra por el inconfundible aroma que se utiliza en los enjuagues bucales convencionales, pero en su estado natural, esta resina gomosa rezuma de los cortes de la corteza del árbol de la mirra. Cuando se seca, la mirra adquiere un color rojo amarillento, parecido al de las pasas. Con propiedades antiinflamatorias y un rico sabor amargo, esta goma es muy beneficiosa para aliviar la tos, el asma y el dolor de garganta, por lo que merece un lugar en tu botiquín.

Componentes principales: Goma, aceite volátil, resina

Acciones medicinales:
Antiinflamatorio
Anticanceroso
Antiséptico
Antiparasitario
Antiúlcera
Astringente

Usos principales:

Limpia el cuerpo de

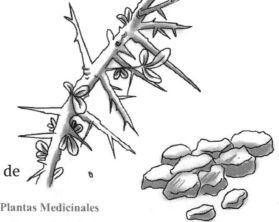

infecciones parasita-
   rias, especialmente de la lombriz del hígado
   Un remedio para la boca y la garganta
   Remedio y tónico ayurvédico
   Cura las úlceras
   Alivia la congestión
   Elimina la candidiasis bucal
   Trata el acné y otros problemas de la piel

Partes utilizadas: La goma (resina)

Uso práctico: La mirra puede utilizarse en tinturas, enjuagues bucales, polvos, cápsulas y aceites esenciales.

Precauciones de seguridad: Sigue bien las instrucciones de la dosis, antes de consumirla, ya que grandes dosis de mirra pueden causar irritación de los riñones y cambios en el ritmo cardíaco. Además, la mirra interactúa con los medicamentos para el azúcar en la sangre, por lo que hay que evitar el uso de esta hierba si ya se están tomando medicamentos para la diabetes.

ÁRBOL DE TÉ
(Melaleuca alternifolia)

Fue el capitán James Cook quien introdujo este remedio aborigen en el mundo occidental en la década de 1770. Había tomado un té hecho con las hojas de esta especie de árbol del té, para prevenir el escorbuto, y pidió a los aborígenes (indígenas australianos) que compartieran con él sus secretos curativos. Cuando llevó el aceite del árbol del té a Occidente para que los médicos comprobaran sus poderes, se confirmó que el aceite del árbol del té era un antiséptico mejor que el aloe vera entonces popular. El aceite del árbol del té se utilizó ampliamente antes del descubrimiento de la penicilina. De hecho, en la Segunda Guerra Mundial, los soldados australianos heridos recibían aceite de árbol de té para prevenir infecciones.

Mi amiga, que tiene la piel muy sensible, tuvo pie de atleta en sus últimas vacaciones. Dijo que había pasado los días en la piscina del hotel, un caldo de cultivo para el hongo. Me llamó en cuanto lo notó, para preguntarme qué debía ponerle a su infección por hongos. Le dije que usara aceite de árbol de té, que encontró en una tienda de productos naturales. Tres días después, me envió

una foto de sus pies recién cuidados y sin ningún signo de la fea infección.

Originaria de: Australia

Descripción: Las hojas puntiagudas del árbol del té, y sobre todo su aceite esencial, son el antiséptico más eficaz que existe en la naturaleza. Confirmado oficialmente como eficaz por primera vez en Australia en 1923, el árbol del té es un remedio tradicional aborigen que se ha investigado intensamente desde los años sesenta. Las hojas pueden machacarse e inhalarse para la tos, o utilizarse en forma de infusiones para los problemas de la piel. El árbol del té ha sido un eficaz sanador de muchas infecciones: cutáneas, orales, ginecológicas e incluso crónicas.

Componentes principales: Aceite volátil

Acciones medicinales:
Antiséptico
Antifúngico
Antibacteriano
Antiviral
Estimulante inmunológico

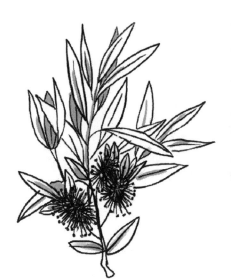

Usos principales:
Trata la cistitis
Trata las infecciones de la piel (tiña, pie de atleta)
Alivia los forúnculos y el acné
Trata las infecciones vaginales
Trata las enfermedades de las encías
Gárgaras para el dolor de garganta
Alivia la tos
Ayuda a tratar el síndrome de fatiga crónica

Partes utilizadas: Las hojas

Uso práctico: Buena para hacer aceites esenciales, infusiones y cremas.

Precauciones de seguridad: No consumas el árbol del té

internamente. Tampoco apliques el aceite de árbol de té por vía tópica si está sin diluir, ya que puede causar irritación.

TOMILLO
(Thymus vulgaris)

El timol es un potente aceite volátil que se encuentra en el tomillo. Este compuesto químico desempeña un papel importante en los desinfectantes de manos, los enjuagues bucales y la medicación contra el acné en la actualidad. En el siglo XIX, las enfermeras victorianas empapaban las vendas en agua diluida en tomillo para evitar que las infecciones se extendieran. Antes de la era moderna de los frigoríficos, los monasterios dependían del tomillo para almacenar sus alimentos para que no se estropearan.

Hace algunos inviernos, el tiempo era engañosamente cálido. Salí de compras navideñas con unos días de antelación, así que pensé que dejar el abrigo en el coche sería una buena idea. Cuando la piel sudorosa y las bajas temperaturas se mezclan, la infección de pecho está casi garantizada. Mi jarabe de tomillo me ayudó a superar la tos y la infección. Para cuando llegó la Navidad, ya estaba bebiendo champán.

Originaria de: Europa del Sur

Descripcción: El tomillo es algo más que la hierba que se utiliza para condimentar las chuletas de cerdo o el pollo asado. Es la superestrella de tu jardín, no sólo por su asombrosa capacidad para hacer deliciosa la comida navideña -aunque eso es innegable-, sino también por sus poderosas propiedades medicinales. Durante siglos se ha utilizado como remedio para la tos, y cuando se usa para hacer jarabe, puede combatir graves problemas respiratorios. También es ideal para las infecciones y como tónico para reforzar el sistema inmunitario.

Componentes principales: Aceite volátil

Acciones medicinales:
Antiséptico
Expectorante
Tónico
Antioxidante
Antiespasmódico

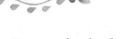

Usos principales:
Trata los síntomas del asma

Alivia la tos y los problemas
respiratorios
Eficaz en el tratamiento de las
infecciones torácicas
Tónico para el sistema inmunológico
Ayuda a expulsar los gusanos
Alivia las mordeduras y picaduras

Partes utilizadas: Las partes aéreas (que
crecen por encima
del suelo)

Uso práctico: Otra gran hierba para hacer un
aceite esencial,
jarabe, infusión o tintura.

Precauciones de seguridad: El tomillo puede ralentizar la coagulación de la sangre y puede aumentar las hemorragias, por lo que hay que tener cuidado con el uso de esta hierba si se va a realizar una intervención quirúrgica. No se recomienda tomar tomillo con medicamentos anticoagulantes.

VALERIANA
(Valeriana officinalis)

Derivada del latín "valere", que se traduce como "estar bien", la valeriana es una de las hierbas más poderosas que existen. Se trata de una hierba que derriba el estrés, ayuda a conciliar el sueño y calma el ser. En Sarajevo (Bosnia-Herzegovina), devastada por la guerra, en 1993, los médicos dependían de la Valeriana officinalis para tratar a los soldados traumatizados. Esto ocurrió en una época en la que no se disponía de suministros médicos. La valeriana ha sido un relajante popular desde la época romana, y los estudios han descubierto que es tan eficaz al igual que los fármacos sedantes como el oxazepam.

Nuestros amigos tienen un precioso niño de cinco años. Cuando tenía tres años y medio, se mudaron a un nuevo apartamento y empezó a tener problemas para dormirse. Se despertaba a los diez minutos y lloraba durante una hora. Su pediatra le había recetado un medicamento, pero no le sirvió de nada. Le sugerí un suplemento de valeriana a base de hierbas. Tres días después, me llamaron para darme las gracias por haberles devuelto el sueño reparador.

Originaria de: Europa, norte de Asia

Descripción: Gracias a sus propiedades no adictivas y relajantes, la valeriana se ha convertido en uno de los sedantes más seguros y eficaces del mundo. Su rizoma y su raíz también se utilizan para tratar la epilepsia porque disminuyen la sobreactividad mental. Se recomienda a aquellas personas que no pueden "desconectar" porque tiene un potente efecto calmante. Es la adición perfecta a su botiquín para cuando necesite un refuerzo que le devuelva las buenas vibraciones. Cuando se combina con otras hierbas, la valeriana también puede ayudar a reducir la presión arterial.

Componentes principales: Aceite volátil, alcaloides, iridoides

Acciones medicinales:
Relajante
Sedante
Antiespasmódico
Alivio de la ansiedad

Usos principales:
Mejora el sueño
Alivia el estrés
Alivia la ansiedad
Alivia el pánico y los temblores
Reduce la sudoración
Relaja los músculos contraídos
Ayuda a la tensión del cuello
 y los hombros

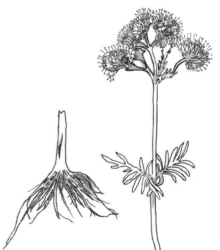

Partes utilizadas: La raíz
y el rizoma

Uso práctico: Prepara esta asombrosa hierba en forma de
tintura, pastillas, decocción o polvo para extraer sus beneficios.

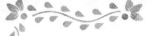

Precauciones de seguridad: Generalmente es segura tanto para uso interno como externo. Sin embargo, la valeriana ralentiza el sistema nervioso central, por lo que puede ser perjudicial si se toma con anestésicos, o antes y después de una cirugía. También puede hacer lo contrario y actuar como estimulante en un pequeño porcentaje de la población, especialmente en los clínicamente hiperactivos.

HAMAMELIS
(Hamamelis virginiana)

Originalmente llamado "El tesoro de oro", el hamamelis fue el primer remedio herbario comercializado en masa en América. Fue desarrollado en 1846 por un farmacéutico estadounidense (T. T. Pond), y comercializado como Pond's Extract (Gartrell, 2000). A pesar de su nombre, el hamamelis no tiene nada que ver con lo oculto ni con la elaboración de pócimas. Tiene su origen en el inglés medio "wicke", que significa "vivaz" o "flexible". Wicke es una palabra utilizada para describir el palo en forma de Y que se utilizaba en la antigua técnica de búsqueda de aguas subterráneas. Pero aunque no se refiera a las brujas, eso no quiere decir que carezca de proezas mágicas. Cuando se trata de calmar la piel irritada, limpiar las heridas y reducir la inflamación, se ha comprobado en estudios que esta planta es un tratamiento eficaz (Wolff y Kieser, 2007).

En mi botiquín siempre hay una pequeña botella con agua destilada de hamamelis. Cuando estábamos visitando la campiña francesa, me caí de la bicicleta y me lastimé bastante la rodilla. Ya te dije que era torpe. La lesión fue tan grave que necesité puntos de sutura. Me limpié la rodilla con el agua de hamamelis que llevaba en el kit de mi mochila. Cuando por fin llegué al hospital, tres horas después, la enfermera me dijo que nunca había visto a nadie hacer un trabajo tan bueno limpiando una herida. Le dije que no era más que un poco de agua de hamamelis, y se quedó bastante impresionada con mis conocimientos sobre hierbas.

Originaria de: Canadá, este de EE.UU.

Descripción: ¿Flores amarillas que florecen en el gélido invierno? Este puede haber sido el primer indicio para los nativos norteamericanos de que había algo misterioso en esta planta. Sea cual sea la fuerza que les persuadió a probar la mística planta, sin duda debemos agradecérselo. La Administración de Alimentos y Medicamentos aprueba el hamamelis como un medicamento natural sin receta. Un poderoso remedio para las inflamaciones, la limpieza de heridas, los problemas de la piel y las picaduras de insectos, esta planta es lo suficientemente versátil como para aportar beneficios a varios elementos de tu vida.

Componentes principales: Taninos, aceite volátil (solo las hojas), flavonoides, amargos

Acciones medicinales:
Antiinflamatorio
Astringente
Detiene las hemorragias
(internas y externas)

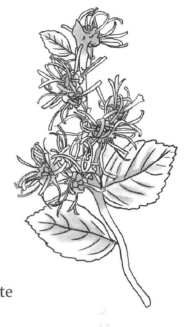

Usos principales:
Protege y cura la piel rota
Limpia las heridas
Trata el eczema
Repara las venas faciales dañadas
Tensa las venas distendidas
Lavaojos para la inflamación
de los ojos
Trata la diarrea
Reduce el flujo menstrual abundante
Alivia las picaduras de insectos

Partes utilizadas: Las hojas y la corteza

Uso práctico: Este es un viejo favorito mío y puedes prepararlo como tintura, destilado de hamamelis, infusión y como ungüento.

Precauciones de seguridad: Aunque por lo general es seguro para todo el mundo, hay que tener especial precaución con las dosis, ya que grandes cantidades de hamamelis, consumidas internamente, pueden causar problemas de hígado.

Estas 12 hierbas cubren una amplia gama de usos medicinales y forman el último botiquín natural. A menos que sea absolutamente necesario optar por una medicación agresiva convencional (a veces el ajo no servirá y necesitarás un antibiótico farmacéutico), te sugiero que guardes las hierbas medicinales en tu práctico botiquín y lo lleves siempre contigo.

Otras Hierbas Esenciales para la Botica Casera

Aparte de las plantas que pueden practicar los primeros auxilios,muchas otras hierbas también están llenas de propiedades medicinales para su salud en general. Desde la agrimonia hasta la milenrama, he aquí las hierbas esenciales que debes conocer y dominar si quieres practicar tus habilidades curativas con hierbas . Durante siglos, todas estas hierbas y plantas se han prensado, remojado o infundido para ayudar a la curación del cuerpo humano.

AGRIMONIA
(Agrimonia eupatoria)

Hemos avanzado mucho desde que colocamos ramitas de agrimonia bajo la cama para dormir bien, como dicta el folclore británico. También hemos mejorado desde la forma anglosajona de hervir agrimonia en leche con fines eréctiles. Como dijo Michael Drayton, un poeta inglés que vivió entre 1563 y 1631, "la agrimonia es realmente un 'todoterreno'". Muchos estudios después, ¡pensamos lo mismo! Desde la contención de las hemorragias hasta su uso como tónico para facilitar la digestión, esta versátil planta puede ayudar a nuestra salud de muchas maneras diferentes.

Cuando mi hija tiene diarrea, preparo un té de agrimonia y se lo doy dos veces al día. Al día siguiente, los síntomas casi han desaparecido y su digestión ha mejorado mucho.

Originaria de: Europa

Descripción: Los herbolarios secan las partes aéreas y las semillas de esta planta suavemente aromática. La agrimonia tiene una larga historia como cicatrizante de heridas, gracias a sus propiedades coagulantes, pero también se utiliza ampliamente como tónico para tratar la diarrea y favorecer la digestión. En la Medicina Tradicional China, la agrimonia es la hierba preferida para detener las hemorragias y las menstruaciones abundantes.

Cuando se combina con otras hierbas, también puede tratar las afecciones del tracto urinario y los riñones.

Componentes principales: Flavonoides, cumarinas, polisacáridos, amargos, taninos, vitaminas B y K

Acciones medicinales:
Antiinflamatorio

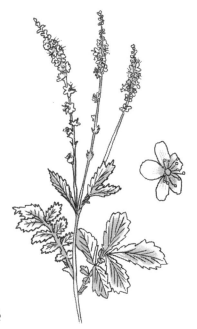

Diurético
Astringente
Tónico
Colagogo
Hemostático

Usos principales:
Cura las heridas
Coagula la sangre
Alivia la diarrea
Aumenta el flujo sanguíneo
Ayuda a la digestión
Tónico para el hígado
Útil para las erupciones y el acné

Partes utilizadas: Las partes que crecen por encima del suelo (tallos, hojas, flores)

Uso práctico: El té es probablemente el más rápido y fácil de hacer, pero también se puede preparar una tintura, compresas y baños oculares para tratar la secreción y la inflamación.

Precauciones de seguridad: Evitar la agrimonia durante el embarazo y la lactancia. No consumir más de 3 g al día, por vía interna. La agrimonia disminuye los niveles de azúcar en la sangre, por lo que se debe evitar tomar agrimonia con medicamentos para la diabetes.

ALOE VERA
(Aloe barbadensis)

El aloe vera es una de las hierbas medicinales más antiguas del planeta. Según cuentan las leyendas, el antiguo filósofo griego

Aristóteles aconsejó a Alejandro Magno, un poderoso gobernante de Macedonia, que conquistara una isla africana para abastecerse de aloe vera. Esto supuestamente curaría a sus soldados heridos. Más de 2.200 años después, los soldados japoneses de la Segunda Guerra Mundial también utilizaron el gel de esta planta para curar sus heridas de forma natural. Puede que el aloe vera sea una planta antigua, ¡pero seguro que nos ofrece una cura intemporal!

Las pasadas Navidades, estaba tan ocupada en la cocina preparando la cena que me quemé bastante la mano en el fogón. Cuando mi marido vio la quemadura, se preocupó por mí y pensó que me quedaría una gran cicatriz. Me traté la mano con gel de aloe vera durante unos días, y ¡voilá! La marca se desvaneció rápidamente y desapareció en la niebla, para no volver a ser vista.

Originaria de: Norte de África, Sur de Europa

Descripción: El aloe vera se cultiva extensamente como planta en maceta en todo el mundo, y es una de las plantas más utilizadas para tratamientos de belleza y de la piel. Cleopatra, la gobernante de Egipto del 52 al 31 a.C., la verdadera Afrodita, atribuía su belleza intemporal al aloe. Por lo tanto, está claro que el aloe se utilizaba desde hace mucho tiempo. El aloe vera tiene dos usos medicinales principales: un gel de las hojas que se utiliza para curar heridas y tratar quemaduras; y la savia amarilla seca y pulverizada de las hojas, utilizada como laxante amargo para el estreñimiento. Los herbolarios cortan las hojas para extraer el gel y luego las escurren para recoger el líquido amargo.

Componentes Principales: Antraquinonas, taninos, resinas, Aloectina B, polisacáridos

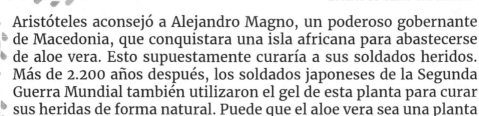

Acciones medicinales:
Cura
Laxante
Emoliente
Estimula la secreción de bilis

Usos principales:
Cura las heridas
Trata las quemaduras

Alivia las quemaduras solares
Trata las úlceras
Alivia el Síndrome del Intestino Irritable (SII)
Alivia diversas afecciones de la piel

Partes utilizadas: Las hojas, rotas para el gel y escurridas para el líquido

Uso práctico: Prepara el famoso gel, zumo o tintura de aloe para extraer los medicamentos que desees.

Precauciones de seguridad: Las personas alérgicas al ajo y a la cebolla pueden ser también alérgicas al aloe vera. No aplicar en quemaduras graves y cortes profundos, ya que puede tener un efecto adverso.

ANGÉLICA
(Angelica officinalis)

Con más de 4.000 años de uso en la medicina tradicional china, la angélica es una de las hierbas medicinales más antiguas y populares entre los profesionales de la curación natural de todo el mundo. Su nombre procede del sueño de un monje del siglo XVII en el que San Miguel le decía que utilizara esta planta para curar la peste bubónica. Se la consideraba un "ángel" en la tierra y las crónicas cuentan que la gente de la época creía que masticar raíz de angélica todo el día les haría inmunes a la peste.

Una de mis mejores amigas empezó a tener problemas con su ciclo menstrual después de dar a luz. Probó todo tipo de medicamentos hormonales recetados por su ginecólogo, pero nada funcionó. Le recomendé que probara una infusión de angélica. Después de un par de semanas, todo volvió a funcionar con normalidad.

Originaria de: El hemisferio norte (regiones subárticas y templadas)

Descripción: El género angélica contiene unas 60 especies diferentes, siendo las más populares la angélica noruega, la americana y la china. La angélica es una planta alta con hojas bipinnadas y flores verdes o blanquecinas agrupadas en grandes umbelas. Utilizada por sus propiedades medicinales, la angélica es un potente tónico natural que trata muchas afecciones específicas de la mujer, así como la acidez de estómago, la anemia, los gases intestinales y la circulación. También se utiliza para tratar la caída del cabello porque provoca un aumento de la circulación en el cuero cabelludo. En China, la angélica dong quai (Angélica Sinensis) se utiliza principalmente por su propiedad de provocar contracciones uterinas y como suplemento ginecológico natural.

Componentes principales: Aceites volátiles, ácido ferúlico, cumarinas, poliacetilenos, fitoesteroles

Acciones medicinales:
Antiespasmódico
Antiinflamatorio
Diluyente de la sangre
Tónico
Estómago

Usos principales:
Ayuda a la contracción uterina
Apoya el flujo menstrual saludable
Se utiliza para tratar la anemia u otras condiciones de pérdida de sangre
Mejora la circulación del abdomen, los pies y las manos
Ayuda a la concepción
Reduce la pérdida de cabello

Partes utilizadas: La raíz, el fruto, el rizoma y las semillas

Uso práctico: Tintura, infusión, vino tónico

Precauciones de seguridad: No tomar la angélica por vía interna durante el embarazo, ya que puede provocar contracciones uterinas.

ALBAHACA
(Ocimum basilicum)

Aunque la mayoría de la gente suele utilizar la albahaca con fines culinarios, no medicinales, esta planta es todo un sanador. La albahaca, un poderoso remedio tradicional para la inflamación, los resfriados e incluso las mordeduras de serpiente, tiene muchos usos diferentes para la salud. Para los que cuidan mucho su piel, los estudios han descubierto que la albahaca está cargada de propiedades antienvejecimiento que evitan que la piel se caiga o se descuelgue.

Cuando mi amiga antes mencionada estaba embarazada, sufría fuertes náuseas. Incluso hoy, años después, me sigue agradeciendo que le recomendara el zumo de albahaca. Le hizo más llevaderas las mañanas y, tras consumir albahaca durante un tiempo, pudo volver a disfrutar de la comida.

Es originario de: India

Descripción: La albahaca es una hierba que se utiliza en las cocinas de todo el mundo, pero también se ha demostrado que tiene un enorme efecto sobre nuestra salud en general. La albahaca es una hierba aromática anual de la familia de la menta, que se cultiva ampliamente en América Central y del Sur y en todo el mundo como planta de maceta. Dependiendo de la especie (santa, dulce), el sabor de las hojas varía, pero todas se utilizan con fines medicinales similares. El principal beneficio de esta planta es que reduce los niveles de glucosa en sangre, por lo que es un suplemento habitual para regular la diabetes. La albahaca dulce, en particular, tiene poderosas propiedades terapéuticas y es bastante eficaz para aliviar las náuseas.

Componentes principales: Flavonoides, aceite volátil, triterpeno, saponinas, polifenoles

Acciones medicinales:
Analgésico
Adaptógeno
Antiinflamatorio
Terapéutico
Antiespasmódico
Antienvejecimiento
Usos principales:
Reduce el azúcar en la sangre
Reduce la fiebre
Alivia las náuseas

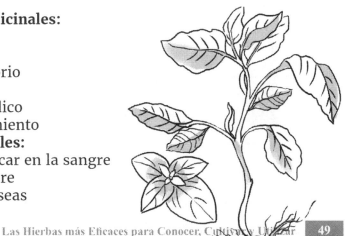

Trata los calambres de estómago
Ayuda a la digestión
Tónico para mejorar la vitalidad
Alivia la piel de las picaduras de insectos

Partes utilizadas: Las partes aéreas (que crecen por encima del suelo)

Uso práctico: Probablemente ya lo utilices en tus recetas culinarias, pero también puedes hacer un tónico de albahaca, un zumo, un polvo para frotar o una decocción.

Precauciones de seguridad: Los extractos y aceites de albahaca pueden ralentizar la coagulación de la sangre. Evite su consumo si sufre un trastorno hemorrágico, así como antes y después de las cirugías.

COHOSH NEGRO
(Cimicifuga racemosa)

El popular médico ecléctico del siglo XIX, John King, solía enseñar a sus alumnos el cohosh negro, su remedio favorito. Conocido principalmente como "macrotys", el cohosh negro era el remedio clave en las prácticas eclécticas para tratar las afecciones reumáticas crónicas.

Aunque no he tenido la oportunidad de explorar plenamente los beneficios de esta hierba, mi madre jura su eficacia. Lleva toda la vida sufriendo problemas de riñón y afirma que la tintura de cimicifuga es lo que la mantiene alejada del hospital.

Nativo de: Este de EE.UU, Canadá

Descripción: El cohosh negro es un potente suplemento de los nativos americanos que se ha utilizado durante mucho tiempo para las afecciones femeninas, como la menopausia y los ciclos menstruales dolorosos. La raíz de la planta es la única parte que se utiliza y, aunque su sabor es acre y amargo, este remedio natural sigue siendo popular para tratar problemas renales y reumáticos.

El cohosh negro crece de forma generalizada y salvaje en Europa, gracias a la propagación de sus semillas. También se puede encontrar esta planta bajo el nombre de "raíz de serpiente negra" o "cima de cascabel"."

Componentes principales: Isoflavonas, triterpenos, ácido isoferúlico

Acciones medicinales:
Sedante
Antiinflamatorio
Estrogénico
Antirreumático
Expectorante

Usos principales:
Se utiliza para tratar los síntomas
de la menopausia
Alivia los períodos dolorosos
Trata la artritis reumatoide
y otros problemas similares
Trata el tinnitus (zumbido
en los oídos)
Ayuda a la salud
de los riñones

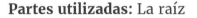

Partes utilizadas: La raíz

Uso práctico: Prueba a hacer tinturas, decocciones o pastillas según el capítulo "Aprovechar la esencia de las hierbas".

Precauciones de seguridad: Evitar durante el embarazo y si se padecen afecciones sensibles a las hormonas. Se sabe que el cohosh negro actúa de forma similar a los estrógenos y puede tener un impacto negativo en las afecciones hormonales femeninas como la endometriosis, el cáncer de útero y de ovarios, los fibromas, etc.

GATO
(Nepeta cataria)

Si tienes un gato, probablemente conozcas esta hierba y el efecto que tiene sobre tu compañero felino: hace que los gatos se revuelvan, se den la vuelta, gruñan, maúllen y, al final, se queden sin energía. Con una intensidad ligeramente diferente pero

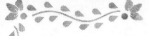

también sedante, esta hierba también afecta a los humanos. Un viejo cuento del ahorcado cuenta lo calmante y relajante que es el efecto de la hierba gatera. Para soportar su profesión, el verdugo solía beber un té de hierba gatera (juego de palabras) antes de trabajar, para no tener que luchar tanto con el dilema ético de su profesión.

Cuando mi hija era pequeña, solía darle un té de hierba gatera para restablecer el equilibrio de sus cólicos y malestar estomacal. Esto era especialmente beneficioso si se consumía cerca de la hora de acostarse, ya que solía promover un buen sueño nocturno. ¡Para los dos!

Originaria de: Europa

Descripción: Nacida en Europa, pero naturalizada en Norteamérica, la hierba gatera es una hierba aromática que suele crecer en las zonas de mayor altitud y en los caminos. Tiene hojas en forma de corazón y flores blancas con puntos morados. Las partes florales se utilizan con fines medicinales, sobre todo para calmar el estómago o aliviar los cólicos. Gracias a su sabor suave y no amargo, la hierba gatera es buena para tratar los cólicos de bebés, niños y adultos, la ansiedad, el dolor de cabeza por estrés y los problemas estomacales. También es excelente para combatir los resfriados y las fiebres porque favorece la sudoración. Endulzada con un poco de miel, puede ser un remedio sedante seguro para los niños.

Componentes principales: Taninos, iridoides, aceite volátil

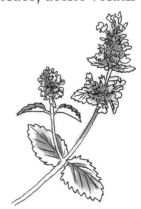

Acciones medicinales:
Calma los nervios
Favorece la transpiración
Sedante
Relajante
Antiinflamatorio
Espasmolítico
Antidiarreico
Carminativo

Usos principales:
Alivio de la indigestión
Alivio de cólicos y calambres

Reduce la fiebre, el resfriado y la gripe
Trata los dolores de cabeza
Reduce la ansiedad
Reduce el dolor relacionado con el reumatismo cuando
se aplica en forma de fricción

Partes utilizadas: Las partes aéreas (que crecen por encima
del suelo)
Uso práctico: Funciona perfectamente como té, tintura,
tónico, frotación y compresa.

Precauciones de seguridad: Se considera posiblemente inseguro
para los niños, cuando se toma en grandes dosis. No debe tomarse
durante el embarazo o la lactancia. Evitar si se planea tomar
anestésicos o si se padece una enfermedad inflamatoria pélvica.

MANZANILLA
(Chamomilla recutita)

Tanto la manzanilla romana como la alemana son hierbas
populares utilizadas por sus propiedades terapéuticas. Pero hay
mucho más de lo que parece en estas conocidas flores. Hacen
mucho más que simplemente calmar los nervios. He descubierto
que la hierba penetra profundamente bajo la superficie de la piel,
cuando se aplica de forma tópica, lo que convierte a la manzanilla
en un excelente agente antiinflamatorio.

Si no saboreo una taza caliente de té de manzanilla antes de
irme a la cama, siento que no puedo conciliar el sueño. Me relaja
y me calma profundamente, lo que se agradece especialmente en
esos días agitados en los que lo único que quiero es desconectar.

Originaria de: Europa

Descripción: La manzanilla alemana es uno de los remedios
naturales más utilizados. Es fácil de cultivar, ya que no es exigente
y prospera en condiciones templadas. La manzanilla ha sido el
complemento natural preferido por los herbolarios en muchas
épocas, gracias a sus propiedades calmantes y aliviadoras. Las
flores blancas, dulces y aromáticas, con centros amarillos,
ofrecen un sabor parecido al de la manzana, perfecto para el té. La
manzanilla romana es una hierba estrechamente relacionada que
ofrece beneficios medicinales similares.

Componentes principales: Aceite volátil, cumarinas, flavono-ides, glucósidos amargos

Acciones medicinales:
Relajante
Antiinflamatorio
Carminativo
Antiespasmódico
Antialérgico

Usos principales:
Trata la indigestión
Alivia el malestar estomacal
(hinchazón, acidez, gases)
Favorece el sueño
Alivia los calambres musculares
Alivia los calambres menstruales
Alivia la fiebre del heno y el asma
Externamente es útil para la picazón o el dolor de la piel

Partes utilizadas: Las cabezas de las flores (frescas o secas).

Uso práctico: Un té caliente es muy adecuado. Incluso las tinturas, los aceites esenciales, y las cremas son grandes opciones.

Precauciones de seguridad: La manzanilla alemana es generalmente segura para todo el mundo, pero hay algunas precauciones. Las píldoras anticonceptivas, los estrógenos y los sedantes interactúan con la manzanilla, por lo que debe evitar su uso conjunto o consultar con su médico

PAMPLINA
(Stellaria media)

La pamplina es una de las medicinas populares más populares. Conocidos herbolarios la recomendaban para tratar afecciones de la piel, enfermedades pulmonares y como remedio contra la sarna (una enfermedad parasitaria de la piel). Para los ainu, el pueblo indígena de Japón, era una hierba que se utilizaba para las contusiones y los dolores de huesos. Aunque no hay muchas pruebas científicas que lo respalden, los entusiastas de las hierbas juran sus increíbles efectos. La pamplina está repleta de hierro, por lo que es un gran suplemento para quienes padecen anemia.

Cuando mi hija tenía tres años, sufrió un grave caso de eczema. Ya había tenido problemas de picor en la piel antes, pero éste era especialmente irritante. No compré ninguna crema convencional para aliviar sus picores. En su lugar, utilicé mi remedio casero de pamplina y lo apliqué a diario. No sólo conseguimos aliviar sus picores, sino que revertimos la enfermedad en una semana.

Originaria de: Europa, Asia

Descripción: Pequeña planta perenne con flores blancas, hojas ovaladas y tallos peludos. Aunque generalmente se percibe como molesta, la pamplina crece a menudo en terrenos baldíos y es una hierba bastante beneficiosa. Cargada de propiedades antiinflamatorias, este suplemento natural se utiliza principalmente para tratar la piel irritada y, en algunos casos, el picor extremo. Hay que tener en cuenta que, si se consume en grandes cantidades, la pamplina puede provocar vómitos y causar diarrea.

Componentes principales: Flavonoides, saponinas, triterpenoides, vitamina C, ácidos carboxílicos

Acciones medicinales:
Antiinflamatorio
Emoliente
Pomada calmante
Acciones contra la obesidad

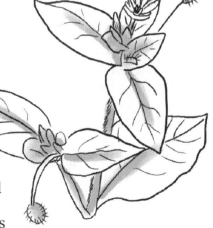

Usos principales:
Trata la piel irritada
Reduce el picor
Alivia el eczema, la erupción de ortiga y las úlceras venosas
Se utiliza para la dermatitis del pañal del bebé
Alivia los problemas estomacales e intestinales
Reduce la inflamación reumática

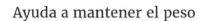

Ayuda a mantener el peso

Partes utilizadas: Las partes aéreas (las partes que crecen por encima del suelo)

Uso práctico: Hace una gran crema, infusión de baño y té.

Precauciones de seguridad: En general, su consumo es seguro, pero sólo en cantidades medicinales. En dosis elevadas, la pamplina provoca vómitos y náuseas. Evitar durante el embarazo.

DIENTE DE LEÓN
(Taraxacum officinale)

¿Sabías que la parte blanca y lechosa del tallo del diente de león produce látex natural? Durante la Segunda Guerra Mundial, cuando el mundo se enfrentaba a la escasez de suministros de caucho debido a todas las necesidades militares, el mundo se vio obligado a empezar a buscar una alternativa natural. Y encontraron esa alternativa en los dientes de león. O en su savia blanca, para ser exactos. Pero, aunque a tu cuerpo no le sirva de mucho el látex del diente de león, debes saber que el mismo jugo lechoso es bastante eficaz para tratar infecciones de la piel como la tiña o el eczema.

¡Me encanta el diente de león! Además de hacer pastillas y tinturas, me encanta incorporar las hojas a las ensaladas para comer. A menudo lucho contra la presión arterial alta, así que esto es otra cosa que me ayuda a mantenerla a raya.

Originaria de: Europa, Asia

Descripción: El diente de león es algo más que una flor divertida para que los niños soplen flotadores. Está cargado de propiedades beneficiosas que favorecen nuestra salud. El diente de león, que crece en casi todo el mundo y normalmente es considerado por la población como una mala hierba, es una de las hierbas medicinales más fáciles de conseguir. Tanto si decides utilizar las hojas jóvenes para una ensalada diurética como si las cosechas más tarde para hacer tés, zumos o tinturas, esta planta de flores amarillas, tallos huecos y hojas basales limpiará tu cuerpo de dentro a fuera.

Componentes principales: Triterpenos, lactonas sesquiterpénicas, polisacáridos, potasio - hoja y raíz. Hay carotenoides y cumarinas en las hojas, y ácidos fenólicos, calcio y taraxacósido ocultos en las raíces

.

Acciones medicinales:
Amargo
Diurético
Desintoxicante
Antiinflamatorio

Usos principales:
Trata la presión arterial alta – hoja
Reduce los líquidos
corporales – hoja
Estimula el hígado – hoja
Trata el estreñimiento – raíz
Reduce la inflamación local – raíz
Trata el Eczema – raíz
Es bueno para los problemas de
artritis – raíz
Estimula la producción de insulina – raíz

Partes utilizadas: La raíz y las hojas

Uso práctico: Puedes seguir casi cualquier camino que desees con el fácil de encontrar y muy beneficioso diente de león. Mis sugerencias son tónicos, zumos, tés, tinturas, pastillas y consumirlo crudo en ensaladas (sólo la hoja).

Precauciones de seguridad: En general es segura, pero sólo en dosis medicinales. Las personas con eczema corren un mayor riesgo de ser alérgicas al diente de león, por lo que hay que informarse bien antes de consumirlo. Además, se sabe que el diente de león interactúa con los antibióticos y puede cambiar la forma en que ciertos antibióticos reaccionan en el cuerpo.

SAÚCO

(Sambucus nigra; Sambucus canadensis)

Si buscamos en las brumas del folclore de los siglos XIX y XX, seguro que nos encontramos con el saúco. La gente creía que la Madre Anciana, la guardiana de los ancianos en el folclore escandinavo e inglés, habitaba en el árbol del saúco, por lo que siempre se acercaban a él con respeto cuando recogían sus medicinas.

Hoy en día, las flores de saúco y las bayas de saúco siguen apoyando a nuestra salud de muchas maneras místicas y mágicas. Un par de tazas de té de flores de saúco al día es mi remedio preferido para acabar con las molestas alergias estacionales. Empieza a consumirlo unos meses antes de que llegue la estación, y puede que reduzcas tu sensibilidad y la gravedad de tus alergias.

Originaria de: Europa

Descripción: Se pueden encontrar árboles de saúco en la mayor parte de Europa, prosperando en los bosques y en zonas abiertas. Sus flores y bayas están cargadas de propiedades medicinales que pueden aliviarnos de problemas respiratorios, purgar resfriados y gripes, e incluso favorecer la eliminación de productos de desecho al favorecer la sudoración y aumentar la producción de orina. Si se secan las bayas y se hace una decocción, se obtiene un laxante natural suave. Hay dos variedades de bayas negras que se utilizan con fines medicinales: S. nigra, originaria de Europa, y S. canadensis, originaria de América del Norte. Ambas tienen los mismos usos.

Componentes principales: Flavonoides, taninos, antocianinas, aceite volátil, triterpenos, mucílago

Acciones medicinales:
Antiinflamatorio
Antiviral
Diurético
Limpia la mucosidad

Usos Principales:
Trata las infecciones respi
ratorias
Disminuye los síntomas
del resfriado y la gripe
Reduce los síntomas de la alergia
Favorece la sudoración
Controla la diabetes
Reduce la presión arterial

Partes utilizadas: Las sumidades floridas y las bayas

Uso práctico: Prepara una tintura, un té, una infusión o una crema, según tus necesidades y tu estado de ánimo.

Precauciones de seguridad: Las bayas de saúco se consideran no aptas para niños menores de 12 años. Las flores de saúco pueden provocar vómitos y náuseas si se toman en dosis elevadas, y también pueden interactuar con los medicamentos para la diabetes.

HINOJO
(Foeniculum vulgare)

El hinojo es una de las tres hierbas principales utilizadas en la receta tradicional de la absenta, a menudo prohibida. También es una de las nueve hierbas que eran sagradas para los anglosajones, los pueblos germánicos que habitaban Inglaterra en el siglo V. En la época medieval, el hinojo se utilizaba para alejar a los malos espíritus; puede que haya tenido éxito o no, pero, en cualquier caso, el hinojo sigue teniendo poderosas cualidades repelentes de insectos.

Hablando de repelentes, el hinojo es el remedio perfecto para purgar las bacterias malas del intestino y una de las ayudas digestivas naturales más eficaces. Mi marido, que suele tener problemas digestivos, se beneficia especialmente del té de hinojo. Bebe una taza cada dos días como medida preventiva. También utilicé una infusión de hinojo como colirio cuando estaba pasando por una molesta alergia con picores.

Originaria de: Mediterráneo

Descripción: Cultivado en todas las regiones templadas del mundo, el hinojo es una planta aromática con hojas en forma de pluma, flores amarillas y semillas ovaladas. Probablemente haya utilizado estos ingredientes en la cocina. Cuando se trata de la digestión, estas pequeñas golosinas ovaladas, repletas de aceite volátil, funcionan como magia. Además de tratar problemas estomacales, las semillas de hinojo también son beneficiosas cuando se utilizan como colirio o para aliviar la conjuntivitis.

Componentes principales: Aceite volátil, cumarinas, esteroles, flavonoides

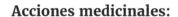

Acciones medicinales:

Ayuda a la digestión
Carminativo
Antiespasmódico

Usos principales:
Trata la hinchazón
Estimula el apetito
Aumenta la produ
cción de leche materna
Alivia los problemas
esto
macales de los bebés, en do-
sis bajas
Alivia la conjuntivitis
Alivia los síntomas de la me
nopausia
Ayuda a perder peso

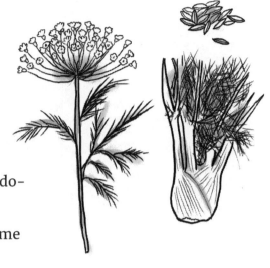

Partes utilizadas: Las semillas (y el aceite esencial)

Uso práctico: Mímese con tés, cápsulas, tinturas, infusiones y pruebe el hinojo en platos culinarios.

Precauciones de seguridad: Evitar con estrógenos y píldoras anticonceptivas.

JENGIBRE
(Zingiber officinale)

El jengibre ha sido una de las hierbas más populares con fines medicinales y culinarios; la demanda de esta planta ha sido constante a lo largo de los siglos. El primer registro se remonta a Confucio, que era conocido por comer este fragante alimento básico indio con cada comida. Si sufres de indigestión, puedes considerar hacer lo mismo, ya que los estudios encuentran que el jengibre es bastante efectivo en el proceso de vaciado del estómago (Bodagh et al., 2019).

Una infusión de jengibre es mi bebida matutina de cabecera.

Llevo años bebiéndola para reforzar mi sistema inmunológico y apoyar mi objetivo de mantenimiento de peso.

Originaria de: Asia

Descripción: El jengibre es algo más que un elemento aromático básico en la cocina asiática. Rico en un aceite volátil y con un penetrante sabor a limón, el rizoma de esta planta es un suplemento imprescindible para cualquiera que busque un enfoque natural para tratar sus problemas de salud. Gracias a sus propiedades estimulantes y de calentamiento, el jengibre tiene muchos usos medicinales. Entre los más comunes están el apoyo a la salud digestiva, el alivio de las migrañas, y los dolores de cabeza.

Componentes principales: Aceite volátil, oleorresina

Acciones medicinales:
Antiinflamatorio
Estimulante digestivo
Estimulante circulatorio
Antiviral
Antiemético

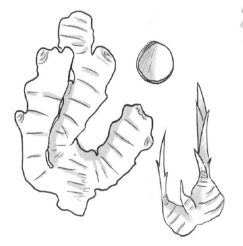

Usos principales:
Favorece la absorción del hierro, bueno para la anemia
Trata la indigestión y favorece el vaciado gástrico
Reduce el dolor muscular
Alivia las náuseas matutinas y el mareo
Alivia los síntomas de la espondilosis
Mejora la circulación de los pies y las manos
Remedio para los sabañones
Remedio para la gripe, la tos y los problemas respiratorios
Controla la fiebre
Alivia los dolores de cabeza

Partes utilizadas: El rizoma

Uso práctico: Una de mis favoritas, en una fría noche de invierno, cuando se hace un té reconfortante. Pero también es útil

en forma de infusiones, tinturas, cápsulas y aceites esenciales.

Precauciones de seguridad: El jengibre es seguro tanto para uso interno como externo. Sin embargo, dado que aumenta el riesgo de hemorragia, esta planta interactúa con los medicamentos que reducen la coagulación de la sangre y no debe tomarse junto con dichos fármacos.

GINKGO
(Ginkgo biloba)

El ginkgo, la única especie viva de un género de árboles antiguos y extinguidos, está muy solicitado como suplemento herbario. En tiempos pasados, era la bala mágica para mejorar la memoria y otros problemas relacionados con la edad. Las pruebas científicas sugieren que el ginkgo puede ralentizar la progresión de la enfermedad de Alzheimer (Salleh, 2014), aunque eso no es todo lo que puede conseguir esta maravillosa planta. El ginkgo es más beneficioso si se utiliza para el glaucoma o los problemas de circulación sanguínea.

Cuando al hijo de mi primo le diagnosticaron asma, le sugerí que le dieran un remedio de ginkgo cuando los síntomas se intensificaron. Dicen que empezó a sentirse mejor después de los primeros sorbos. Yo no lo he probado, pero mucha gente afirma que el ginkgo tiene un efecto increíble en los pacientes asmáticos.

Es originario de: China

Descripción: Se cree que la especie del ginkgo tiene más de 190 millones de años y que, de hecho, es el tipo de árbol más antiguo de la tierra. Aunque las hojas terapéuticas han sido una medicina milenaria en la China nativa, sus propiedades beneficiosas se han dado a conocer al mundo recientemente. La investigación sobre este hermoso árbol apenas está comenzando. El ginkgo es una de las pocas hierbas que atraviesa la barrera hematoencefálica (Liang et al., 2020) y por ello es capaz de mejorar la memoria y la circulación en el cerebro. También se utiliza como alivio de las sibilancias.

Componentes principales: Flavonoides, bilobálidos, ginkgólidos

Acciones medicinales:
Antiinflamatorio
Tónico para la circulación
Antialérgico

Antiespasmódico
Antiasmático

Usos principales:
Reduce la flema
Alivia las sibilancias
Mejora la circula-
ción sanguínea, especial-
mente en el cerebro
Alivia los síntomas
asmáticos

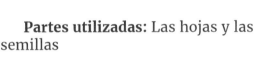

Partes utilizadas: Las hojas y las
semillas

Uso práctico: Prueba los tónicos, las tinturas, las decocciones, los extractos fluidos y los comprimidos para ver qué le conviene más a tu organismo.

Precauciones de seguridad: El consumo de las hojas de ginkgo es seguro en dosis adecuadas, pero las semillas no se recomiendan para el consumo interno. El consumo de más de diez semillas puede causar un pulso débil, dificultad grave para respirar, shock y convulsiones. No es seguro durante el embarazo y no se recomienda si se toma ibuprofeno, ya que puede ralentizar la coagulación de la sangre.

GINSENG
(Panax gInseng)

Si visita la región de Geumsan, en Corea del Sur, es posible que escuche un cuento de hace 1500 años sobre un niño llamado Kang. Cuando rezaba por su madre enferma en el monte Jinak, un espíritu guardián le dijo a Kang que buscara una planta con tres frutos rojos, la llevara a casa y alimentara a su madre con la raíz. Poco después de alimentar a su madre con la raíz, el té mágico hizo que su madre saliera de la cama. La planta, como habrán adivinado, era ginseng. Kang dedicó su vida a cultivar esta planta

mágica y, al hacerlo, allanó el camino de la región para convertirse en la mayor fuente de ginseng de Corea.

Un querido amigo mío tenía daños en las células del hígado (enfermedad del hígado graso no alcohólico) y logró revertir la condición en un par de semanas tomando té de ginseng todos los días. Me pregunto si la madre de Kang padecía la misma enfermedad. En cualquier caso, los estudios avalan que esta hierba tiene un gran efecto sobre el hígado.

Originaria de: Corea del Norte y del Sur, noreste de China, este de Rusia

Descripción: Como una de las plantas perennes chinas más populares, el ginseng se ha utilizado como hierba medicinal durante miles de años. Difícil de cultivar y rara vez se encuentra en la naturaleza, la raíz de esta planta no es fácil de conseguir. Sin embargo, si consigues encontrarla, el ginseng puede aportarte muchos beneficios. Excelente para mejorar la resistencia, el ginseng es un suplemento popular entre los atletas. También sirve como afrodisíaco masculino. Aunque se utiliza principalmente en las sociedades occidentales para reducir el estrés, el ginseng es también un arma poderosa para reforzar el sistema inmunitario y la función hepática.

Componentes principales:
Panaxanos, saponinas triterpenoides, sesquiterpenos, compuestos acetilénicos

Acciones medicinales:
Tónico
Adaptógeno
Estimulante
Equilibrador hormonal

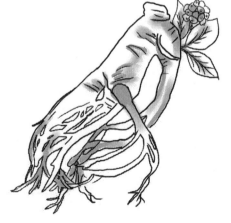

Usos principales:
Reduce el estrés
Mejora la resistencia
Mejora la función inmunitaria
Función
Apoya la salud del hígado
Reduce el nerviosismo
y la ansiedad

Partes utilizadas: La raíz

Uso práctico: El ginseng funciona bien en tónicos, sopas y cápsulas.

Precauciones de seguridad: Evita tomarlo en combinación con medicamentos para la diabetes, ya que puede afectar a los niveles de azúcar en sangre. Dado que el ginseng también puede elevar la presión arterial, evita tomarlo en combinación con la cafeína. También interactúa con los medicamentos para la depresión y la warfarina.

SELLO DE ORO
(Hydrastis canadensis)

Es posible que hayas oído la leyenda urbana de que consumir sello de oro antes de dar una muestra de orina puede encubrir la presencia de drogas recreativas. Esta leyenda probablemente tiene su origen en la novela de 1900 *Stringtown on the Pike*, en la que el sello dorado provoca falsos positivos por envenenamiento con estricnina. Aunque no puedo comentar si el escritor, John Uri Lloyd, un farmacéutico de hierbas, sabía que esto era sólo un mito, los científicos ya habían descartado la leyenda urbana. El sello dorado puede ayudarte a desintoxicarte del cannabis, pero puede que no te ayude a pasar un test de drogas. En realidad, el sello dorado favorece el enjuague metabólico, lo que provoca más THC en la orina.

Cuando llega el final del otoño, surgen mis complicaciones anuales de sinusitis. Cuando era más joven, solía luchar con infusiones e inhalaciones hasta que descubrí que el extracto de sello de oro era realmente la cura más beneficiosa. Empiezo a consumir sello de oro a finales del verano y, a medida que avanza el verano, no noto ni un solo síntoma intenso.

Originaria de: América del Norte

Descripción: Este antiguo remedio cherokeeano, el sello de oro, era conocido como la hierba que lo curaba todo para los nativos americanos en el siglo XIX. El uso tradicional de esta planta consistía en combinarla con grasa de oso y aplicarla para repeler insectos, pero también era perfecta para tratar úlceras, heridas y

llagas. Hoy en día, el sello dorado es una especie rara e incluso en peligro de extinción que tiene muchos usos prácticos diferentes. El sello dorado es perfecto para estimular los músculos uterinos, gracias a su alto contenido en alcaloides, pero es igualmente eficaz para reducir los niveles de grasa y mantener el equilibrio de la glucosa en la sangre.

Componentes principales: Alcaloides de isoquinolina, resina, aceite volátil

Acciones medicinales:
Tónico
Antibacteriano
Estimulante uterino
Antiinflamatorio

Usos principales:
Detiene las hemorragias internas
Reduce las hemorragias
menstruales o posparto abundantes
Estabiliza la glucosa en sangre
Remedio para la Membrana
Mucosa (Ojos, Nariz, Garganta,
Oídos, Estómago)

Partes utilizadas: El rizoma

Uso práctico: Se puede utilizar perfectamente como tintura, infusión, polvo, decocción y cápsulas. Las cápsulas pueden conservarse durante mucho tiempo, sin estropearse.

Precauciones de seguridad: No se recomienda para niños ni durante el embarazo y la lactancia.

ESPINO
(Crataegus spp.)

La humanidad tiene un antiguo vínculo con esta planta. Se extiende desde el encuentro con las reinas de las hadas junto a los arbustos de espino, hasta la leyenda de que el tío de Jesús plantó el Espino Santo de Glastonbury en Gran Bretaña, y hasta la Reina británica que decora su mesa de Navidad cada año con una ramita de Espino Santo. Se sabe que ablanda el corazón y es perfecto para curar el dolor. Pero no es por eso por lo que se le conoce como "alimento para el corazón". Los estudios sugieren que el espino es el suplemento natural ideal para reducir el estrés oxidativo y es la mejor ayuda para el sistema cardiovascular (Wu et al., 2020).

Consumo con frecuencia el tónico de espino para bajar la presión arterial. No soy un gran fan de su sabor amargo, pero puedo jurar por su efecto en la normalización del viejo ticker.

Nativo de: Gran Bretaña

Descripción: Este árbol presenta bayas rojas y crece en los bordes de las carreteras. A menudo, la planta se considera erróneamente venenosa. Aunque no tiene un sabor agradable en un parfait de bayas, seguro que energiza las células del corazón. Principalmente, se utiliza para tratar la angina de pecho o las irregularidades cardíacas, gracias a su poder para dilatar y relajar las arterias. Es igualmente eficaz para mejorar la memoria y el flujo sanguíneo del cerebro, especialmente cuando se toma en combinación con el ginkgo.

Componentes principales: Cumarinas, polifenoles, bioflavonoides, triterpenoides, aminas, proantocianinas

Acciones medicinales:
Antioxidante
Tónico circulatorio
Cardiotónico

Usos principales:
Reduce la presión arterial
Reduce los síntomas de la angina de pecho
Aumenta el flujo sanguíneo a los músculos
Aumenta el flujo sanguíneo al cerebro
Trata las enfermedades de las arterias coronarias
Es ideal para normalizar los latidos del corazón

Partes utilizadas: Las sumidades floridas y las bayas

Uso práctico: Utilizar como decocción, tónico, tintura, infusión o hacer pastillas.

Precauciones de seguridad: No se recomienda a quienes toman medicamentos para el corazón. También puede interactuar con medicamentos para la presión arterial alta, por lo que se debe consultar con un médico antes de utilizarlo. Evitar durante el embarazo y la lactancia.

LÚPULO
(Humulus lupulus)

Utilizada por primera vez para elaborar cerveza en el siglo XVI en Inglaterra, esta hierba fue considerada por el parlamento de la época como "la hierba mala". Desde que se convirtió en un ingrediente integral de una de las bebidas más consumidas del planeta, los científicos han empezado a explorar los efectos que esta hierba tiene en nuestra salud a lo largo del tiempo (Kyrou et al., 2017). ¡Y los resultados no mienten! El lúpulo puede ser bastante beneficioso. Consume lúpulo con regularidad y no tendrás problemas para conciliar el sueño, ni con la ansiedad.

Tomo infusiones de lúpulo cuando necesito desconectar mentalmente. No suelo padecer insomnio, pero cuando lo sufro, puedo estar toda la noche, sin poder conciliar el sueño. Cuando esta grave enfermedad me visita, me preparo una infusión de lúpulo, le añado una pizca de valeriana y duermo como un bebé.

Originaria de: Europa, Asia

Descripción: Puede que no haya visto plantas de lúpulo trepadoras a menudo, pero seguro que ha probado esta hierba muchas veces. El lúpulo da a la cerveza su sabor amargo y característico. La planta del lúpulo es un miembro de la familia del cannabis, y el lúpulo tiene propiedades sedantes e inductoras del sueño similares. También pueden ayudar a relajar los músculos e incluso aportar un efecto estrogénico.

Componentes principales: Aceite volátil, amargos, flavonoides, sustancias estrogénicas, taninos polifenólicos

Acciones medicinales:

Sedante
Antiespasmódico
Contiene compuestos
aromáticos amargos
Soporífero

Usos principales:
Trata el insomnio
Reduce la excitabilidad
Relaja los músculos
Estimula el sistema digestivo
Reduce la tensión y el estrés

Partes utilizadas: Los estróbilos (las flores femeninas en forma de cono)

Uso práctico: Utilícelo en infusión, tintura, bolsitas, o bien confeccione comprimidos y cápsulas para obtener los beneficios que desee.

Precauciones de seguridad: Evitar si se padece depresión, antes y después de una intervención quirúrgica, con alcohol y con sedantes.

BÁLSAMO DE LIMÓN
(Melissa officinalis)

Con la reputación de ser capaz de levantar el espíritu y curar el corazón, la melisa era el "elixir de la juventud" por excelencia. Al ser uno de los ingredientes clave de los cordiales, una bebida suave y diluida que se consumía en la época medieval, esta hierba era muy popular entre la realeza. El Príncipe de Gamogan, un condado de Gales, solía beber té de bálsamo de limón todos los días y, de hecho, ¡vivió 108 años!

No sé si nos ayudará a todos a vivir más allá de los 100 años, pero puedo dar fe de las increíbles propiedades medicinales de la melisa. Lo utilizo como tónico para aliviar los síntomas de la gripe y siempre consigue levantarme el ánimo.

Originaria de: Europa, norte de África, oeste de Asia

Descripción: Si tienes bálsamo de limón en tu jardín de hierbas,

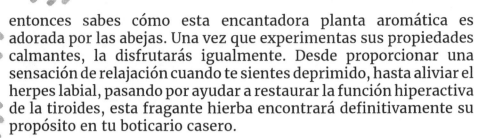

entonces sabes cómo esta encantadora planta aromática es adorada por las abejas. Una vez que experimentas sus propiedades calmantes, la disfrutarás igualmente. Desde proporcionar una sensación de relajación cuando te sientes deprimido, hasta aliviar el herpes labial, pasando por ayudar a restaurar la función hiperactiva de la tiroides, esta fragante hierba encontrará definitivamente su propósito en tu boticario casero.

Componentes principales: Flavonoides, aceite volátil, taninos, polifenoles, triterpenos

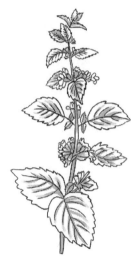

Acciones medicinales:
Relajante
Carminativo
Tónico nervioso
Antiespasmódico
Antiviral, especialmente para el herpes
Hierba hormonal

Usos principales:
Trata la tiroides hiperactiva
Alivia el herpes labial
Alivia la ansiedad
Reduce el pánico y el nerviosismo
Alivia los síntomas de la gripe
Trata las picaduras de insectos

Partes utilizadas: Las partes aéreas (las partes que crecen por encima del suelo)

Uso práctico: Una tintura, infusión, aceite esencial, zumo, loción o pomada muy popular cuando se necesita.

Precauciones de seguridad: En general es seguro para todo el mundo, pero hay que evitarlo si se padece una enfermedad de la tiroides, ya que se sabe que el bálsamo de limón modifica el funcionamiento de la tiroides.

REGALIZ
(Glycyrrhiza glabra)

¿Sabías que el principal compuesto del regaliz, el ácido glicirrícico, es 50 veces más dulce que el azúcar? Por eso, si busca "caramelo" en un tesauro, encontrará que es sinónimo de regaliz. Aparte de su sabor azucarado, la raíz de esta planta es una poderosa hierba medicinal. De hecho, un estudio de dos años de duración descubrió que el extracto de regaliz es más eficaz para tratar la ERGE (enfermedad por reflujo gastroesofágico) que los antiácidos convencionales (Setright, 2017).

Mi marido sufre de acidez estomacal, así que siempre que come alimentos que le molestan, como el zumo de naranja o los tomates, le preparo una tintura para que consuma una hora después de la comida. Se siente muy satisfecho cuando todos sus síntomas desaparecen misteriosamente.

Originaria de: Europa, suroeste de Asia

Descripción: La raíz de regaliz es uno de los remedios herbales más eficaces. Está repleta de poderosas propiedades antiinflamatorias, pero también es una potente hierba antiartrítica. Sirve para el tratamiento de muchas afecciones, desde la acidez de estómago y la artritis hasta las aftas. También sirve como laxante suave para ayudar a combatir el estreñimiento. Además, el regaliz estimula las glándulas suprarrenales. Con todos estos usos, no tienes que sentirte culpable por volver a coger un poco de regaliz de la tienda de caramelos.

Componentes principales: Isoflavonas, fitoesteroles, saponinas triterpénicas, polisacáridos

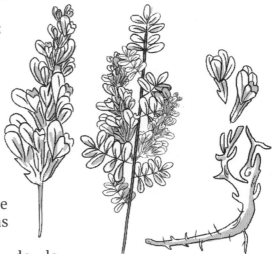

Acciones medicinales:
Antiinflamatorio
Demulcente
Laxante suave
Agente suprarrenal
Antiartrítico

Usos principales:
Trata las afecciones digestivas inflamatorias
Trata la enfermedad de Addison y otros problemas suprarrenales
Alivia los síntomas de la artritis

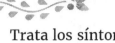

Trata los síntomas de la menopausia
Ayuda a las articulaciones inflamadas
Alivia los ojos inflamados

Partes utilizadas: La raíz

Uso práctico: Saca lo mejor de ti con una tintura, un polvo, un extracto o una decocción y no te arrepentirás.

Precauciones de seguridad: Evitar durante el embarazo, ya que cantidades significativas de regaliz aumentan el riesgo de parto prematuro. Evitar también si se padece hipertensión arterial, si se tiene hipertonía (una afección muscular), problemas renales o se está tomando warfarina.

CARDO MARIANO
(Silybum marianum)

El uso medicinal del cardo mariano se remonta al siglo I; y en la época romana, los herbolarios se referían a esta planta como el "portador de la bilis" o la planta que podía limpiar los fluidos internos. Actualmente es un remedio hepático muy popular en la fitoterapia occidental, y muchos estudios han respaldado la eficacia del cardo mariano (Mulrow et al., 2000).

Mi querida amiga de la universidad cometió un error que puso en peligro su vida cuando acampaba en Alemania como estudiante. Ella y su novio consumieron setas de la muerte pensando que eran comestibles. Afortunadamente, justo cuando su amigo estaba a punto de meterse la seta a la parrilla en la boca, se dio cuenta de que había algo raro. Sumó dos y dos y se dio cuenta de que las setas que acababan de asar eran increíblemente mortales. Inmediatamente fueron al hospital y, dos horas después, recibieron un medicamento con silimarina como base. La silimarina es el extracto de las semillas del cardo mariano, y protege el hígado. Evita que los compuestos altamente tóxicos causen daños permanentes en el hígado y los riñones.

Originaria de: El Mediterráneo

Descripción: El cardo mariano se encuentra en toda Europa y ahora también es común en California. Es una planta espinosa, con flores rosas, que prospera en zonas soleadas y abiertas. Se utiliza principalmente para tratar las afecciones del hígado, especialmente cuando las células necesitan renovarse. Es un poderoso remedio para la hepatitis, pero también es perfecto cuando el hígado está bajo estrés, como durante la quimioterapia. Como su nombre indica, el cardo mariano también induce la producción de leche materna.

Componentes principales: Flavonolignanos, poliacetilenos, amargos

Acciones medicinales:
Protector del hígado
Antialérgico
Quimioprotector
Anticanceroso

Usos principales:
Trata las afecciones
del hígado
Trata la ictericia y
la hepatitis
Ayuda a la función hepá-
tica durante la quimioterapia
Aumenta la producción de leche materna
Alivia los síntomas de la rinitis alérgica

Partes utilizadas: Las cabezas de las flores y las semillas

Uso práctico: Es una hierba tradicional que se utiliza con frecuencia en tinturas, decocciones, comprimidos y cápsulas. Y es fácil imaginar por qué, con todos sus usos.

Precauciones de seguridad: Evitar durante el embarazo. Utilizar sólo en dosis adecuadas, ya que una gran cantidad de cardo mariano puede causar hinchazón, gases, náuseas y malestar estomacal. Evitar en caso de enfermedades sensibles a las hormonas, como la endometriosis o el cáncer de fibroides, ya que el extracto de cardo mariano imita al estrógeno.

ORTIGA
(Urtica dioica)

Derivada de la palabra "aguja" y traducida del latín como "quemadura", esta hierba puede infligir dolorosas picaduras, como mucha gente ya sabe. Pero, aparte de su picadura, la ortiga también puede proporcionar una gran curación a sus usuarios. Tiene varios beneficios para la salud, pero la acción clínica más reconocida de la ortiga es su protección contra la hiperplasia prostática benigna (Ghorbanibirgani, 2013).

Cuando estaba embarazada de mi hija, tenía una grave carencia de hierro. Mi obstetra me dijo que nunca podría recuperar los niveles normales de hierro sólo con hierbas; conseguí demostrar que estaba equivocado. Entre otros suplementos de hierbas, mi principal refuerzo de hierro fue mi deliciosa sopa de hojas de ortiga.

Es originaria de: Regiones templadas de todo el mundo

Descripción: Si no has sentido la picadura de una ortiga, está claro que no pasas suficiente tiempo en la naturaleza. ¡Salg de la comodidad de tu casa! Las hojas de ortiga tienen una larga historia de ser bastante curativas. Los compuestos antiinflamatorios y antialérgicos de esta planta ofrecen una potente protección contra la fiebre, la artritis y la anemia. La ortiga es una hierba limpiadora y desintoxicante que todo el mundo debería tener en la botica casera. Se busca, no sólo por sus hojas, sino también por sus raíces, que tienen tantos compuestos medicinales beneficiosos atrapados en ellas.

Componentes pricipales: Aminas, flavonoides, minerales, glucoquinona; fenoles y esteroles (sólo en la raíz)

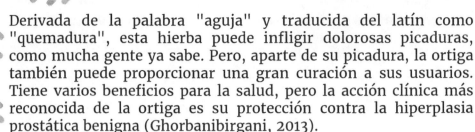

Acciones medicinales:
Antiinflamatorio
Diurético
Astringente
Antialérgico
Tónico
Previene las hemorragias

Usos principales:
Aumenta la producción de orina

Detiene el sangrado de las heridas
Trata las hemorragias nasales
Trata el asma y la fiebre
del heno
Protege la funci-
ón hepática
Alivia los síntomas
 de la artritis
Trata los síntomas del
agrandamiento de la próstata (la raíz)

Partes utilizadas: Las hojas y la raíz

Uso práctico: Suele utilizarse en tinturas, decocciones, sopas, infusiones, ungüentos y cápsulas, según sus necesidades. Consulta el capítulo "Aprovechamiento de la esencia de las hierbas" si tienes problemas para crear una de estas a partir de las ortigas.

Precauciones de seguridad: Evitar durante el embarazo, ya que la ortiga puede provocar contracciones uterinas. Además, hay que tener en cuenta que la medicación para la diabetes interactúa con la ortiga, ya que la planta también tiene propiedades para reducir la glucosa.

MENTA
(Mentha x piperita)

¿Cómo de antigua es la menta? La historia nos dice que se descubrieron hojas secas en las pirámides egipcias. Está claro que la realeza egipcia pensaba que la menta no sólo era buena para la vida, sino también para el más allá. Ahora, 3.000 años después, seguimos dependiendo de esta hierba poderosa y fragante para muchas afecciones. Grandes estudios clínicos confirman que la menta es una cura inestimable para tratar el síndrome del intestino irritable (Chumpitazi et al., 2018).

Después de la cesárea de mi hija, luché contra la hinchazón y los gases, un efecto secundario común de la operación abdominal. El té de menta y el aceite esencial tienen tantas propiedades terapéuticas que pude comer sólidos mucho antes de lo que había previsto.

Originaria de: Europa, América del Norte, Asia

Descripción: La menta es algo más que el aroma de su mojito. Es una poderosa hierba medicinal que conlleva un fuerte efecto terapéutico. Rica en aceites volátiles y con efecto antibacteriano, la menta tiene un efecto refrescante sobre la piel inflamada. También es un potente antiséptico. Su punto fuerte es el tratamiento de los problemas digestivos y el alivio del dolor, especialmente en la zona abdominal. Si se frota el aceite esencial de menta en las sienes, también puede aliviar los síntomas del dolor de cabeza.

Componentes principales: Aceite volátil, ácidos fenólicos, flavonoides, triterpenos

Acciones medicinales:
Antiséptico
Antibacteriano
Antiespasmódico
Analgésico
Carminativo
Antimicrobiano
Estimula la sudoración

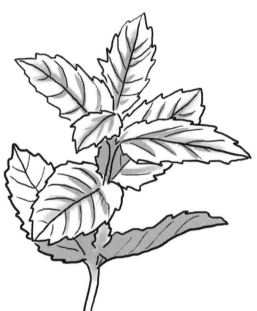

Usos principales:
Alivia la hincha-
zón, los gases y
los cólicos
Trata los problemas
digestivos e intestinales
Relaja los músculos
del intestino
Reduce la sensibilidad de la piel
Trata el eczema
Alivia las náuseas
Alivia el colon
Alivia la diarrea
Alivia el dolor (especialmente el dolor abdominal y el dolor de cabeza)

Partes utilizadas: Las partes aéreas (que crecen por encima del suelo)

Uso práctico: Una hierba mundialmente conocida que uso con frecuencia cuando se comen alimentos que producen gases, como las legumbres. Está bien como infusiones, tés, aceites esenciales, ungüentos y cápsulas. Tenga en cuenta que esta hierba tiene muchos otros usos similares a los mencionados anteriormente.

Precauciones de seguridad: La menta piperita es generalmente segura para todos. Sin embargo, las personas que sufren de diarrea deben evitar la menta, ya que la hierba puede causar un desagradable ardor anal. La menta también relaja los esfínteres esofágicos, lo que puede empeorar la acidez y la ERGE.

ROMERO
(Salvia rosmarinus)

Con un montón de usos folclóricos y aún más fines medicinales, el romero merece un lugar especial en su botiquín. Su principal beneficio es la mejora de la memoria, por lo que muchos estudiantes (especialmente en el Mediterráneo) solían quemar ramitas de romero cuando estudiaban para los exámenes.

Mi relación con el romero empezó en la cocina, pero pronto encontré un uso mucho mejor para esta hierba natural y aromática. Mi tintura de romero me ha guiado en muchas situaciones de estrés. Cuando siento que la presión se acumula, me desahogo mezclando 40 gotas de extracto de romero con un vaso de agua. Ya sea que esté en un apuro de tiempo, tratando de hacer el trabajo para un proyecto, o simplemente tratando de terminar mis tareas, el romero es grande para la circulación de la sangre a mi cabeza. También me levanta el ánimo.

Originaria de: El Mediterráneo

Descripción: Aunque es una de las hierbas más utilizadas en el mundo, el romero hace algo más que mejorar sus delicias culinarias; también mejora su salud. El romero es un tónico cálido que calma los nervios, favorece la circulación sanguínea, estimula las glándulas suprarrenales y levanta el ánimo. Ayuda a combatir el estrés y la depresión leve, puede aliviar los músculos reumáticos y aumenta la concentración. Es perfecto para la circulación, especialmente para las personas con presión arterial baja.

Componentes principales: Aceite volátil, taninos, ácido rosmarínico, flavonoides, diterpenos

Acciones medicinales:

Antiinflamatorio
Estimulante
Nervioso
Tónico
Antioxidante
Astringente

Usos principales:
Mejora la concentración y la memoria
Relaja los nervios
Alivia el estrés y la tensión
Aumenta la presión arterial
Favorece la circulación
Alivia los síntomas leves de la depresión
Alivia los dolores de cabeza
Favorece el crecimiento del cabello
Alivia los dolores musculares

Partes utilizadas: Las hojas

Uso práctico: Prepáralo como tintura, aceite esencial o infusión, y no te decepcionará.

Precauciones de seguridad: Es seguro si se consume, pero debe evitarse durante el embarazo. Consumir en dosis adecuadas, ya que una cantidad elevada de romero provoca daños renales e irritación estomacal. Evitar si se es alérgico a la aspirina.

SALVIA
(Salvia officinalis)

La salvia era una parte crucial de la antigua farmacopea romana. Los romanos la utilizaban con frecuencia para favorecer el proceso de digestión tras el consumo de cortes grasos de carne, muy populares en aquella época. Hoy en día, la salvia se utiliza a menudo como conservante de la carne, pero no es por eso por lo que esta hierba ha entrado en esta lista. La salvia tiene una amplia gama de propiedades medicinales, la mayor de las cuales es su carácter antiséptico. Hildegarda de Bingen, una abadesa benedictina alemana, visionaria, profeta y herbolaria que vivió hace algo más de 900 años, dijo famosamente: "Por qué ha de morir un hombre mientras la salvia crece en su jardín".

Hace unos meses, visitamos a unos amigos que acababan de mudarse a su granja. La propiedad estaba llena de animales, tenía hermosos y exuberantes jardines, y los insectos zumbaban de flor en flor. Mientras estábamos allí, mi hija recibió una extraña picadura en la mano, que no era de una abeja ni de un mosquito; por desgracia, mi botiquín de hierbas no estaba por ninguna parte. Busqué en el jardín de mi amigo y vi salvia entre las hierbas. Cogí unas cuantas hojas y empecé a frotarlas en el lugar de la picadura. Cinco minutos después, la irritación había desaparecido.

Originaria de: El Mediterráneo

Descripción: Como sugiere el significado de su nombre botánico (*salvere*; salvarse), la salvia no sólo hace maravillas con nuestra carne de cerdo o nuestras comidas navideñas, sino que también transforma nuestra salud. Es un potente antiséptico y eficaz para regular la actividad hormonal. Es especialmente útil para los sofocos. La salvia es una hierba imprescindible para las mujeres de 50 años. También existe un fuerte apoyo al efecto beneficioso de la salvia sobre nuestros nervios. Pero uno de los usos más populares hoy en día es como remedio para el dolor de garganta.

Componentes principales: Aceite esencial, taninos, diterpenos, compuestos fenólicos, triterpenos

Acciones medicinales:
Astringente
Estrogénico
Antiséptico
Tónico nervioso

Usos principales:
Gárgaras para el dolor de garganta
Tónico digestivo
Alivia los síntomas de la menopausia
Apoya un ciclo menstrual regular
y normal
Reduce los niveles de grasa en la sangre
Disminuye los síntomas de la depresión
Mejora la memoria
Alivia las mordeduras y picaduras

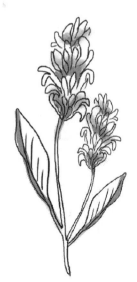

Partes utilizadas: Las hojas

Uso práctico: Preparar como tintura, infusión o té.

Precauciones de seguridad: No se recomienda durante el embarazo, ya que contiene tuyona, una sustancia química que induce el ciclo menstrual. La salvia también reduce el nivel de azúcar en la sangre y puede interactuar con la medicación para la diabetes. También puede interactuar con medicamentos anticonvulsivos.

HIERBA DE SAN JUAN
(Hypericum perforatum)

La hierba de San Juan ha resucitado recientemente como remedio herbal, ¡en todo su esplendor medieval! Aunque ya no podemos decir que nos protege de las influencias malignas, una creencia de muchos medievales, esta flor amarilla de verano aporta decenas de usos medicinales a tu botica casera.

Mi querida amiga, que sufría una depresión posparto, tomaba una tintura de hierba de San Juan un par de veces al día y pudo superar sus dificultades mentales rápidamente. Durante la Edad Media, se creía que esta flor curaba la locura y, aunque la gente ya no sufre de "locura general", esta hierba sigue siendo extremadamente útil para tratar el agotamiento mental.

Originaria de: Regiones templadas de todo el mundo

Descripción: Estas flores amarillas de verano no sólo quedan bien en tu jarrón, sino que también pueden hacer maravillas para tu bienestar mental. Conocida como uno de los antidepresivos herbales más potentes, la hierba de San Juan es un tónico nervioso que restaura y mantiene nuestro estado de ánimo bajo control. Sin embargo, esa no es la única forma en que nos beneficiamos de estas encantadoras flores. La hierba de San Juan también es excelente para reparar los tejidos, y su aceite es una de las medicinas alternativas más eficaces para la recuperación postoperatoria.

Componentes principales: Flavonoides, floroglucinoles, diones policíclicos

Acciones medicinales:

Antidepresivo
Antiinflamatorio
Ansiolítico
Antiviral
Reparación de tejidos

Usos principales:
Trata los síntomas de la depresión
Calma los nervios
Disminuye la ansiedad
Favorece la recuperación después
 de las cirugías
Cura heridas y quemaduras
Mejora el estado de ánimo durante la menopausia

Partes utilizadas: Las sumidades floridas

Uso práctico: Es una de las hierbas que mejor se utiliza en fresco, para hacer tinturas, infusiones, aceites en infusión y cremas.

Precauciones de seguridad: No se recomienda durante el embarazo ya que algunos estudios sugieren que causa defectos de nacimiento. Tampoco se recomienda durante la lactancia, ya que puede provocar cólicos y somnolencia en los bebés.

CÚRCUMA
(Curcuma longa)

Este alimento básico de la cocina india ofrece algo más que un poco de picante o una pizca de color amarillo a sus comidas. Es uno de los alimentos medicinales más potentes y antiguos que existen. Todo curandero debería tener una buena cantidad de cúrcuma. Los registros del uso de la cúrcuma con fines medicinales datan de hace más de 4.000 años.

Aunque las acciones terapéuticas de esta especia dorada empezaron a llamar la atención hace sólo unas décadas, todo aficionado a la medicina alternativa confirmará que tener cúrcuma en su botica casera es imprescindible. Y yo estoy aquí para dar fe de sus increíbles propiedades antiinflamatorias. Tengo la enfermedad de Hashimoto, que es una enfermedad autoinmune de la tiroides, y tomar mi tintura de cúrcuma con agua es lo que

mantiene los caminos de la
inflamación despejados.

Originaria de: India, sudeste de Asia

Descripción: Este remedio tan valioso en la cultura india se ha extendido por todo el mundo en las últimas décadas,

¡y por una buena razón! La cúrcuma es un poderoso agente medicinal que puede apoyar y mejorar nuestra salud de muchas maneras diferentes. Ha demostrado sus beneficios, desde la lucha contra la inflamación hasta la reducción del colesterol (Hewlings y Kalman, 2017). Es un ingrediente clave para vencer los problemas de salud crónicos. El delicioso polvo dorado y su principal componente, la curcumina, tienen un uso medicinal sin precedentes.

Componentes principales: Curcumina, resina, aceite volátil, y amargo

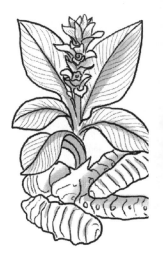

Acciones medicinales:
Antiinflamatorio
Antimicrobiano
Reduce el colesterol
Antiplaquetario

Principales usos:
Combate la inflamación
Alivia las alergias
Trata las enfermedades autoinmunes
Suplemento para la demencia, la
diabetes y el cáncer
Reduce los niveles de colesterol
Mantiene la sangre fina

Protege el estómago y el hígado aumentando la producción
 de bilis
Es beneficioso para la gastritis
Ayuda con el eczema, cuando se aplica a la piel

Partes utilizadas: El rizoma (partido, hervido y luego secado)

Uso práctico: La cúrcuma se utiliza como tintura, polvo y decocción. Personalmente, suelo utilizar la forma en polvo en mis sopas. La utilizo para cocinar, ya que da ese hermoso color dorado a la carne blanca y a las verduras. Además, ¡huele de maravilla!

Precauciones de seguridad: En general es seguro, pero no se recomienda para las personas que sufren de afecciones de la vesícula biliar. También interactúa con los medicamentos anticoagulantes.

VERBENA
(Verbena officinalis)

La verbena es una de las hierbas "mágicas" más populares. Pero, a pesar de su contribución a la brujería y a las ceremonias rituales, también ha dejado una increíble huella en el mundo científico y en la historia de la fitoterapia.

Cuando llegan las fiestas, me convierto en una comedora compulsiva. Aunque no se me nota en el cuerpo, ya que me gasto la mayor parte de las calorías, créanme si les digo que puedo comer mucho. Las pasadas Navidades, había tantas sobras (no sólo me doy un atracón, sino que también me doy un atracón de cocina) que pensé que tragarlas era la mejor manera de evitar que mi duro trabajo se echara a perder. Un par de horas después, me dolía la barriga como a un niño pequeño después de comer demasiados caramelos. Una infusión de verbena me ayudó a aliviar la presión de mi estómago. La verbena ayuda al sistema digestivo a absorber rápidamente los alimentos y restablece el equilibrio intestinal.

Originaria de: Europa del Sur

Descripción: Actuando como cura para casi todas las dolencias a lo largo de los siglos, la verbena es una hierba versátil con muchas propiedades medicinales. Sus usos van desde la estimulación del útero hasta el apoyo a la digestión y el tratamiento de los dolores de cabeza. También hace maravillas con el sistema nervioso. Se puede decir que, sea cual sea el problema de salud al que te enfrentas, la verbena puede aportarte algún beneficio. Si ninguna de estas razones es suficiente para convencerle de que añada la verbena a su jardín de hierbas, considere que también puede utilizarse como pasta de dientes. La verbena en polvo frotada sobre los dientes y las encías puede mantenerlos limpios y protegidos.

Componentes principales: Flavonoides, alcaloides, iridoides

amargos, aceite volátil, triterpenos

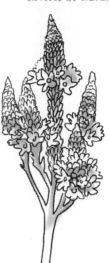

Acciones medicinales
Antidepresivo suave
Nervios
Tónico

Usos principales:
Trata los problemas digestivos
Alivia la tensión nerviosa
Es bueno para reducir los síntomas
de la depresión
Tónico para enfermedades crónicas
Alivia los dolores de cabeza y
las migrañas
Alivia el síndrome premenstrual

Partes utilizadas: Las partes aéreas (que crecen por encima del suelo)

Uso práctico: Esta hierba se prepara comúnmente como tintura, infusión y polvo.

Precauciones de seguridad: Generalmente reconocido como seguro, pero no se recomienda durante el embarazo.

MILENRRAMA
(Achillea millefolium)

¿Sabías que Aquiles, héroe de la guerra de Troya en la mitología griega, comparte su nombre con esta flor blanca? De hecho, se cree que estas flores blancas ayudaron a esta leyenda griega a curar sus heridas en el campo de batalla. Si el nombre de Aquiles se debe a la hierba, o si la hierba ha obtenido el nombre gracias a la forma en que le ayudó a curarse, es algo que se puede debatir. Pero lo que es seguro es esto: la milenrrama es una hierba celestial para la curación.

Cuando mi marido se cortó el brazo en una de nuestras frecuentes aventuras al aire libre, le apliqué una cataplasma de milenrrama en el corte y lo envolví bien. Cuando llegamos a casa, ambos nos sorprendimos al ver que había muy poca sangre. Aunque esa fue mi primera experiencia con la milenrrama en acción, puedo dar fe de que Aquiles tenía razón: aplicar milenrrama en las heridas las mantiene limpias y detiene el flujo de sangre.

Originaria de: Europa, América del Norte, Asia occidental

Descripción: Con propiedades curativas similares a las de la manzanilla, la milenrrama es otra hierba esencial que no debería faltar. Con toneladas de poderosos componentes que aportan increíbles beneficios para la salud, no es de extrañar que esta planta tenga una gran reputación entre los herbolarios. La milenrrama minimiza las hemorragias externas e internas, dilata los vasos sanguíneos, tiene propiedades antitumorales, también es poderosa para combatir el resfriado común y la gripe, ya que favorece la sudoración y reduce la fiebre.

Componentes principales: Flavonoides, aceite volátil, alcaloides, lactonas sesquiterpénicas, taninos, triterpenos, fitosteroles

Acciones medicinales:
Tónico amargo
Astringente
Antiinflamatorio
Antiespasmódico
Diurético suave
Detiene las hemorragias

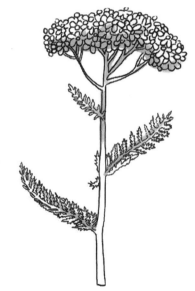

Usos principales:
Trata las heridas
Reduce la presión arterial
Reduce la fiebre
Regula el flujo menstrual
Disminuye los síntomas del
resfriado y la gripe
Tonifica las venas varicosas
Ayuda a las infecciones digestivas

Partes utilizadas: Las partes aéreas
(que crecen por encima del suelo)

Uso práctico: Excelente para tinturas, aceites esenciales y cataplasmas. Esta hierba puede ayudarte mucho con los problemas

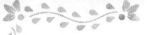

digestivos, la curación de heridas, la depresión y la ansiedad, y a combatir la inflamación; es realmente un regalo de la naturaleza. Pero, ¿qué hierba no lo es?

Precauciones de seguridad: Evitar durante el embarazo y la lactancia. La milenrrama también retrasa la coagulación de la sangre y no debe tomarse con medicamentos anticoagulantes.

Todas las hierbas mencionadas anteriormente están cargadas de componentes útiles que proporcionan potentes acciones medicinales. El truco para sacarles el máximo partido reside en utilizarlas correctamente. Después de añadir estos ricos y poderosos ingredientes a su kit de magia a base de hierbas, es el momento de dar el siguiente paso. Es el momento de aprender a poner en marcha tu propio jardín medicinal y asegurarte de que estás equipado con las herramientas adecuadas para extraer los principios activos. Si estás preparado para sentar las bases de tu botica casera, ¡salta al siguiente capítulo!

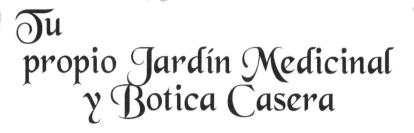

Tu propio Jardín Medicinal y Botica Casera

Ahora que ya sabes qué hierbas medicinales debes aprovechar para apoyar tu salud en general, ha llegado el momento de pensar en montar tu propia botica casera. En el escenario ideal, su botica casera también va acompañada de un exuberante jardín de hierbas, un lugar que le permitirá reunir las hierbas necesarias para sus remedios de la manera más conveniente posible. Pero seamos sinceros, la mayoría de nosotros vivimos en condiciones que distan mucho de ser ideales. Los afortunados que se han instalado en rincones rurales lejanos, rodeados de hectáreas de tierra, pueden explotar y experimentar con diversas plantas, según les convenga. Pero, ¿debería eso significar que los que viven en apartamentos pequeños están condenados a no probar nunca el cultivo de hierbas? ¡Por supuesto que no!

No todas las hierbas exigen grandes espacios o luz solar constante. Algunas prosperan en el alféizar de una ventana. Así que, tanto si las cultivas junto a una ventana, como en un rincón de tu cocina, en tu balcón o en un pequeño patio trasero, cualquiera puede subirse al carro del cultivo de las hierbas.

Si aún no tienes un jardín de hierbas medicinales, hay que tener en cuenta algunos factores antes de empezar:

El lugar – El cultivo en el interior, en el exterior o bajo cubierta (como en el interior de un invernadero) requerirá enfoques ligeramente diferentes.

Si piensas cultivar las hierbas en tu jardín, elige plantas resistentes con raíces que puedan penetrar profundamente y con un follaje exuberante que proporcione una cosecha abundante. Si las plantas no son resistentes, deberías pensar en trasladarlas a un lugar protegido.

Si se plantan en el interior, elige una cesta colgante, un contenedor, una jardinera o una pequeña maceta para que las hierbas hagan su magia. Hay que extremar las precauciones cuando se cultivan en interiores, ya que las hierbas pueden secarse o sobrepasar el tamaño de las macetas. Si se mantienen en condiciones que no son las ideales, la posibilidad de que se produzcan estos hechos es aún más probable. Trasplanta a macetas más grandes, cuando sea necesario, para evitar que las plantas se queden atadas a la maceta. El aloe vera, la albahaca, la caléndula, la manzanilla, la lavanda, el bálsamo de limón, el romero, la salvia, la hierba de San Juan, el tomillo y la milenrama prosperan en interiores.

Si tienes un invernadero, tienes más opciones. Puedes modificar las condiciones de cultivo y ajustar la temperatura y la humedad según te convenga, por lo que será posible cultivar una serie de hierbas exóticas y más "necesitadas".

La exposición al sol – Ya sea en el interior o en el exterior, hay una cosa que todas las hierbas necesitan: una adecuada exposición al sol. Las hierbas medicinales prosperan en zonas soleadas, así que asegúrate de proporcionar un lugar adecuado para nutrir a tus dulces plantitas. En el interior, coloca los recipientes cerca de las ventanas o en algún lugar donde puedan recibir mucha luz natural. En el exterior, busca rincones soleados y evita los lugares donde las plantas grandes, los árboles o los edificios proyecten sombras durante el día.

El suelo – La mayoría de las hierbas necesitan un suelo bien drenado. Si las cultivas en interior, asegúrate de comprar tierra para macetas y nunca llenes los recipientes con tierra de exterior. En primer lugar, esa tierra es mucho más pesada y, lo que es más importante, puede contener bacterias y enfermedades que pueden acabar matando a tus hierbas de interior.

Si cultivas en el exterior, asegúrate de analizar primero la tierra y comprobar que sea un medio de cultivo saludable. Coge puñados de tierra, recogidos en diferentes puntos del jardín, y compruébalos con un kit de análisis de tierra, que se puede adquirir en la mayoría de las tiendas de jardinería. Comprueba el pH de la tierra y mira qué tipo de abono es mejor para enriquecerla. La mayoría de las plantas medicinales requieren un pH de 6,3 a 6,8.

Una vez que te ocupes de lo esencial, deberás decidir si cultivas a partir de semillas o compras tus plantas medicinales en un vivero de hierbas. Si eliges esta última opción, presta atención a que compres plantas medicinales estándar, ya que muchas hierbas se mejoran y se venden principalmente con fines ornamentales.

Mantenimiento adecuado – Inmediatamente después de la plantación, debes dar a tus plantas y semillas el agua suficiente para iniciar un crecimiento saludable. A partir de ahí, probablemente sea conveniente regar las hierbas sólo una o dos veces por semana, en lugar de hacerlo todos los días. Recuerda que no se trata de regar en exceso, ya que las acciones medicinales son mayores cuando las condiciones son más secas.

En cuanto a la alimentación de las hierbas, ten en cuenta que dar mantillo u otros fertilizantes a tus plantas medicinales puede disminuir su potencia y sus propiedades terapéuticas. Sin embargo, eso no significa que no debas tratar la tierra antes de plantar. La tierra debe ser lo suficientemente nutritiva para proporcionar un entorno saludable a las hierbas.

Si tus plantas están enfermas o infectadas, sepáralas de las sanas y trátalas sólo con curas orgánicas. Una buena solución puede ser empapar el ajo en agua y rociarlo después sobre las plantas para repeler las plagas.

Recolección y Procesamiento

Tanto si tienes tu propio jardín como si eres un aficionado a las actividades al aire libre como yo, y te encanta la emoción de buscar hierbas en la naturaleza, la recolección y el procesamiento adecuados son cruciales para la calidad y la intensidad de las acciones medicinales de las plantas.

Recogida en la Naturaleza

La naturaleza ofrece una gran cantidad de hierbas medicinales gratuitas. Cosechar hierbas en la naturaleza te hace sentir realmente conectado con la naturaleza y con los instintos curativos internos que posees. Pero lo que más me gusta de este método de recolección es que las hierbas silvestres están más concentradas que las que se encuentran en el jardín de casa. Eso significa que las plantas medicinales silvestres tendrán un efecto más potente sobre tu salud que las hierbas que crecen en macetas en tu casa. Sin embargo, por muy atractivo que parezca, hay que prestar atención a algunas cuestiones:

Identificación – No puedo insistir lo suficiente en esto. La identificación correcta es esencial. Una identificación incorrecta puede poner en peligro la vida. Es fácil confundir una planta silvestre dañina con alguna hierba medicinal. Por ejemplo, las hojas venenosas de la dedalera se confunden a menudo con las de la consuelda. Así que, antes de salir al gran bosque salvaje con la mochila a cuestas, asegúrate de conocer bien las hierbas, ya que una identificación errónea puede provocar fácilmente graves problemas.

El sitio – Puede que tengas la tentación de cosechar las ortigas que crecen junto a la carretera, pero te sugiero encarecidamente que te replantees esa idea. Las plantas que crecen cerca de los bordes de las carreteras, de las fábricas o incluso de los campos en los que la cosecha puede ser rociada con pesticidas, deben evitarse con toda seguridad. En su lugar, intenta adentrarte en la naturaleza, lejos de fuentes de contaminación u otras zonas donde las plantas puedan estar en contacto con materiales artificiales.

Otros factores ecológicos – No coseches nunca más plantas de las que vaya a utilizar. Además, no arranques las hierbas silvestres; en su lugar, haz un corte limpio con un cuchillo afilado o unas tijeras. Ten en cuenta que la corteza no debe recogerse en la naturaleza, ya que si se desprende esta capa del árbol puede ponerse en peligro toda la planta.

Cuando coseches en la naturaleza, coloca las hierbas cortadas dentro de una bolsa de nailon y asegúrate de no apretarlas demasiado.

Cosechar en el Jardín

Si cultivas tu propio huerto, tienes las hierbas medicinales siempre al alcance de tu mano. Todo lo que tienes que hacer es simplemente recoger lo que necesitas. Pero, por muy sencillo que parezca, cosechar hierbas es algo más que cortarlas con unas tijeras. Hay que hacerlo con cuidado y delicadeza, ya que ser demasiado brusco con estas preciosas hierbas puede poner en peligro la posibilidad de que toda la planta sobreviva.

He aquí los cuatro pasos para cosechar correctamente en el jardín:

#1 Reunir el equipo adecuado – La parte más importante de la cosecha de hierbas es hacerlo con un corte limpio. También es vital que evites aplastar las hierbas que has cortado. Recomiendo un par de tijeras afiladas y una bandeja o cesta abierta.

#2 Cosecha en el momento adecuado – Ni qué decir que hay que cosechar las plantas en su momento de máxima madurez para garantizar la mayor concentración de compuestos beneficiosos. Como regla general, las plantas de hierbas ganan fuerza hacia el momento de la floración; muchas son lo suficientemente fuertes como para utilizarlas toda la temporada, pero son más fuertes justo antes de la floración. Las hojas se cosechan mejor justo antes de la floración. Las flores se cosechan mejor cuando la mayoría están todavía en la fase de capullo, pero unas pocas se han abierto. Si se espera, las flores serán polinizadas y sus propiedades disminuirán rápidamente, a veces en pocos días. En esta fase, la planta pone toda su energía en el desarrollo de las semillas. Los frutos y las bayas pueden cosecharse cuando estén maduros, y la raíz puede recogerse en otoño, o cuando la planta empiece a extraer los nutrientes de las partes aéreas hacia las partes terrestres.

#3 Cosechar las piezas correctas – Ten en cuenta que las diferentes partes de la planta tienen diferentes acciones medicinales. Hag tu debida diligencia antes de cosechar, para asegurarse de que las hierbas recolectadas tratarán su condición adecuadamente.

#4 Cosechar la cantidad adecuada – Nunca recojas más de lo que necesites, y punto. Si no vas a procesar las hierbas o no piensas utilizarlas inmediatamente después de la cosecha, no recojas tantas. Si se utilizan para ensaladas o para cocinar, las hierbas se consumen mejor justo después de la cosecha. Si se trata de hacer remedios, se recomienda procesarlas lo antes posible.

Conservación de las Hierbas Cosechadas

¿Sabías que las hierbas aromáticas pierden la mayor parte de sus potentes aceites volátiles sólo unas horas después de ser recolectadas? Por eso, procesar las hierbas cosechadas a baja temperatura, y lo más rápidamente posible, es crucial para evitar que los compuestos medicinales se deterioren rápidamente.

Hay muchas formas de procesar las hierbas para conservar sus componentes activos, pero la más fácil y sencilla de todas es dejarlas secar al aire de forma natural, o meterlas en un horno frío para que se sequen durante un tiempo.

Tallos y Hojas

Al cosechar los tallos, asegúrate de separar las flores y las hojas grandes del racimo, ya que cada una debe procesarse de forma ligeramente diferente.

Los tallos y las hojas más pequeñas deben reunirse en un manojo de ocho a diez. A continuación, es importante sujetarlas con algún hilo, no demasiado apretado, ya que debe haber espacio para la circulación del aire entre los tallos y las hojas. Cuélgalas boca abajo en un lugar oscuro y cálido que no sea demasiado caluroso y tenga buena ventilación. Si el aire es muy húmedo, utilizas calor artificial como el de tu horno o un deshidratador para el proceso de secado. Controla las hierbas a diario; y cuando los tallos y las hojas se vuelvan quebradizos, pero no tan secos como para desmoronarse, estarán listas. Coge una bandeja o un trozo de periódico y frota los tallos con ambas manos para separar las hojas pequeñas.

Flores

En el caso de las flores grandes, sepárelas inmediatamente después de cosecharlas e inspeccione bien para eliminar cualquier insecto. Forre una bandeja con un trozo de papel absorbente y disponga las flores en una sola capa en la bandeja. A continuación, coloque la bandeja en un lugar cálido, oscuro y bien ventilado.

Las flores más pequeñas pueden cosecharse cuando aún están unidas al tallo y luego colgarlas en ramos, al igual que los tallos. En el caso de las flores, sugiero meterlas primero en una bolsa de papel y luego asegurarlas con un cordón.

Si piensas utilizar sólo los pétalos y no toda la cabeza de la flor, asegúrate de retirar los pétalos antes de guardarlos; luego desecha las cabezas.

Bayas y Frutas

Las frutas y bayas deben cosecharse cuando alcanzan su máxima madurez, no sólo porque son las más eficaces en esa fase, sino también porque pueden secarse inadecuadamente si están demasiado maduras.

Colócalas en una bandeja forrada con papel absorbente y métalas en un horno caliente. El horno no debe estar encendido, sólo caliente. No cierres la puerta del horno. En su lugar, ábrela y deja que las frutas se asienten durante unas cuatro horas. A continuación, traslada la bandeja a un lugar cálido y poco iluminado. Comprueba las bayas y las frutas a diario, dándoles la vuelta de vez en cuando, hasta que se hayan secado por completo.

Raíces, Rizomas y Bulbos

Después de cosechar las partes subterráneas de las plantas, debes lavarlas bien para eliminar la suciedad. Sécalas con unas toallas de papel. Pica las raíces o los bulbos finamente. Se secarán más rápido si son pequeños, y la mayoría se vuelven duros como una roca después del secado. Si hay partes dañadas, descártalas.

Al igual que con las bayas, coloque las raíces picadas en una bandeja forrada con papel absorbente, métala en un horno caliente con la puerta abierta y déjela reposar durante un par de horas. A continuación, se traslada la bandeja a un lugar oscuro y cálido, y se mantiene allí hasta que las raíces estén completamente secas.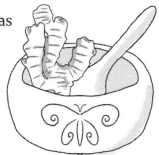

Semillas

Reúne las cabezas de las semillas en pequeños manojos, átalos y cuélgalos boca abajo en un lugar cálido, oscuro y bien ventilado. Si las semillas son diminutas, puedes colocar las cabezas en una bolsa de papel antes de atarlas. Cuando estén secas, agítalas suavemente dentro de la bolsa, para ayudar a liberar las semillas de las cabezas.

Corteza

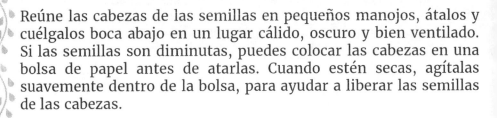

Como ya he mencionado antes, recoger la corteza de la naturaleza no es una buena idea, ya que una planta que pierde su corteza muere. Sin embargo, si ya tienes tus propios arbustos medicinales, puedes recoger la corteza beneficiosa de las ramas periféricas, con mucho cuidado y cariño. Más tarde, puedes podar esas zonas con un daño mínimo para la planta.

Pica la corteza finamente, colócala en una bandeja y ponla en un lugar oscuro y cálido para que se seque al aire.

Gel y Savia

Recoge el gel y la savia con cuidado y sólo con guantes, ya que los jugos lechosos pueden ser a menudo corrosivos. Puedes recoger estos líquidos exprimiendo los tallos sobre un cuenco. Si se recoge el gel de aloe vera, se puede hacer cortando las hojas a lo largo y luego pelando los bordes.

El gel y la savia no necesitan ser procesados, pues ya se encuentran en sus formas medicinales.

Almacenamiento de las Hierbas

Si no se almacenan adecuadamente, las hierbas no durarán. Asegúrate de que estén completamente secas antes de almacenarlas, ya que la más mínima humedad permitirá la aparición de moho. Una vez secas, puede colocarlas en recipientes de vidrio opacos ya esterilizados con tapas herméticas. También puedes optar por una opción más económica y guardarlos en bolsas de papel marrón nuevas y sin usar. Ten cuidado si utilizas el método de

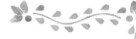

almacenamiento en bolsas de papel porque tus hierbas necesitarán un lugar especialmente oscuro y seco para su conservación. Ten en cuenta que la vida útil de tus hierbas en bolsas marrones es mucho más corta. El almacenamiento hermético es mucho más eficaz; las hierbas en tarros herméticos pueden durar un año entero después de cosecha, mientras que los de las bolsas marrones sólo duran unos seis meses.

En el caso del gel y la savia, si no se utilizan inmediatamente, se puede verter el líquido en una bandeja de cubitos de hielo y congelarlo para prolongar su vida útil y utilizarlo cómodamente.

Importante: Nunca almacenes tus hierbas en recipientes de plástico o metal, independientemente de su calidad. El metal y el plástico pueden rezumar sustancias químicas que pueden contaminar las hierbas.

Ahora que tu botiquín está lleno de hierbas secas, vamos a aprender a utilizarlas y a extraer las bondades que encierran, para que puedas tratar tus problemas de salud de forma natural.

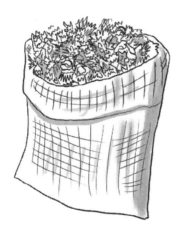

Aprovechar la Esencia de las Hierbas

 i siquiera el boticario casero mejor surtido será beneficioso si no se extraen correctamente las propiedades medicinales de las hierbas. Cada una de las plantas mencionadas en este libro contiene valiosos componentes, que están atrapados en diferentes partes de la planta. Para convertirse en un verdadero herbolario, su trabajo consiste en comprender qué partes proporcionan las acciones medicinales más importantes y, lo que es más importante, cómo extraer los componentes activos y convertirlos en un medicamento fácilmente disponible.

No hay nada mejor que comer hierbas frescas. Sin embargo, esto es un inconveniente con la vida moderna, no funciona bien con las cortezas y no conserva las hierbas para la temporada de frío. Los siguientes métodos de extracción, elegidos teniendo en cuenta cada hierba específica, le permiten acceder a todo lo potente de la planta durante todo el año. Esto es algo que no se puede conseguir simplemente comiendo las hojas.

Hay muchos métodos de extracciones diferentes; entre ellos, las infusiones básicas, el remojo en alcohol, la extracción de polvos y la realización de aplicaciones tópicas. Todos estos métodos se tratarán en este libro de hierbas. Los extractos de hierbas se presentan en forma de líquidos, cremas, polvos y aceites, y todos ellos contienen sustancias que pueden tratar diferentes problemas de salud.

Puede parecer una tarea desalentadora a estas alturas, pero no es necesario tener amplios conocimientos sobre hierbas o raíces familiares para aprovechar la esencia de las plantas medicinales que has elegido cultivar. Todo lo que necesitas es la orientación adecuada y unas instrucciones claras que seguir, que se tratan en el siguiente capítulo. Así que súbete a este tren de las hierbas y prepárate para el mágico acto de preparar pociones, cremas, tinturas y todo tipo de mezclas a base de hierbas que harán maravillas para tu salud.

Infusiones

Como su nombre indica, la infusión es un proceso en el que las hierbas secas se empapan en un líquido absorbente, siendo el agua el más fácil de utilizar. El proceso es como hacer té. Aunque el té es una infusión, no todas las infusiones son té. A menudo, se utiliza alcohol como líquido para hacer una tintura, o aceite que se destina a un bálsamo. Esta es la forma más sencilla y directa de utilizar las partes aéreas de la planta para la medicina. La única diferencia entre preparar una infusión por placer y una con fines medicinales, es la fuerza. Una infusión medicinal es más fuerte, por lo general debido a un mayor tiempo de remojo, pero a veces también por la cantidad de hierba utilizada. El té es una bebida más neutra y suave, por lo que se disfruta mucho; las infusiones no suelen ser tan sabrosas.

Para preparar una infusión de agua caliente, normalmente llamada simplemente infusión, necesitarás:

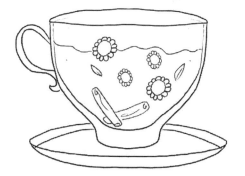

- – Una tetera
- – Un colador de té
- – Una taza con tapa
- – Sus hierbas preferidas
- – Agua caliente

Cómo hacer la Infusión:

1. Hervir agua en una tetera.

2. Coloca aproximadamente una cucharadita de la hierba seca

preferida en un colador.

3. Coloca el colador dentro de la taza y vierte el agua hirviendo sobre las hierbas.

4. Cubre la taza con una tapa y déjela reposar de siete a diez minutos antes de retirar la tapa. Retira el colador con las hierbas, recogiendo las últimas y preciosas gotas de la medicina.

Endulzar con un poco de miel, si se desea, y disfrutarla caliente o fría.

Como alternativa, puedes realizar una infusión en una olla.

Necesitarás:

– Una tetera

– Una olla con tapa

– Una taza

– Agua caliente

– Hierbas de su elección

– Un colador de malla

Cómo hacer la Infusión en una Olla:

1. Hierve agua en la tetera y vierte dos tazas del agua hirviendo dentro de la olla.

2. Añade unos 20 g (0,7 oz) de hierbas secas y coloque la tapa sobre la olla.

3. Dejar reposar durante diez minutos.

4. Coloca el colador de malla sobre la taza y cuele la infusión en la taza.

5. ¡Que lo disfrutes!

La clave para hacer una infusión es <u>cubrir la taza mientras se remoja</u>. La mayor parte de las acciones medicinales de las hierbas se deben a la presencia de aceite volátil, que puede dispersarse rápidamente en el aire si se remoja sin tapa.

Consejo: Para hacer una infusión de hierbas, el proceso es prácticamente el mismo. Reduce el tiempo de remojo a cinco minutos, para que el té no sea tan potente. Y ya está.

Dosificación: Una dosis estándar es tomar unas 3 tazas de infusión al día. Por supuesto, esto varía de una hierba a otra, ya que algunas tienen un sabor y un efecto más fuerte, mientras que otras pueden ser bastante refrescantes (por ejemplo, la milenrama frente a la manzanilla). Si la hierba es bastante intensa y decides tomar una dosis grande, la infusión puede acabar teniendo un efecto negativo.

Almacenamiento: Las bebidas en infusión pueden guardarse en una olla, cuenco o jarra tapada en el frigorífico, durante un máximo de 24 horas.

Infusiones en Frío

Para algunas afecciones, puede ser necesario extraer las hierbas mediante una infusión en frío. Algunos componentes activos pueden destruirse cuando se introducen en el calor; el proceso de infusión de hierbas en agua fría se denomina infusión en frío.

Para una infusión fría, necesitará:

- Un cuenco
- Un colador de malla fina
- Una jarra
- Agua
- Hierbas

Realizar una infusión en frío:

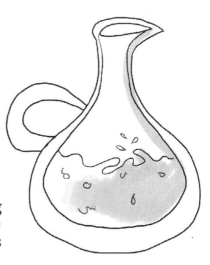

1. Combina las hierbas y el agua en un recipiente limpio. Para 25-30 g (aproximadamente 1 oz) de hierbas, recomiendo 2 tazas de agua.

2. Deja reposar la mezcla toda la noche.

3. Coloca el colador de malla fina sobre la jarra y vierte el contenido del bol a través del colador y en la jarra.

4. Consume una infusión fría como consumiría una infusión de agua caliente o una decocción.

Almacenamiento: Tapar y meter en la nevera; consumir en las próximas 48 horas.

Decocciones

No todas las partes de las plantas se pueden infusionar fácilmente. Si necesitas extraer la corteza, las raíces o las bayas, necesitarás un método algo más fuerte. Las decocciones son un truco un poco más complejo en la manga de un herbolario, pero no te preocupes, tú también puedes hacerlas. La decocción es un proceso de extracción en el que las hierbas se cuecen a fuego lento en agua hirviendo.

En la medicina china, las decocciones son el método de extracción preferido. Los herbolarios chinos elaboran decocciones especialmente concentradas añadiendo muchas hierbas diferentes a la poción o cociendo a fuego lento durante mucho tiempo, hasta que el líquido se reduce a menos de una taza.

Las decocciones se utilizan principalmente para beber, pero también son eficaces si se aplican externamente, por ejemplo para hacer lavados.

Para hacer una decocción, necesitarás

- Una cacerola

- Una jarra

- Un colador de malla

- Hierbas

- Agua

- Una estufa

Cómo hacer una decocción:

1. Coloca las hierbas dentro del recipiente. Para una dosis diaria, añade unos 20 g (0,7 oz) de hierbas secas o 40 g (1,4 oz) de hierbas frescas. Si se utiliza una mezcla de hierbas, hay que añadir 40 g (1,7 oz) en total.

2. Cubre las hierbas con agua fría (3 tazas para una dosis diaria) y ponlas a fuego medio.

3. Llevar el líquido a ebullición, luego bajar el fuego y dejar cocer a fuego lento durante 20-30 minutos. El líquido colado debe reducirse de 3 a 2 tazas de volumen.

4. Retirar la cacerola del fuego.

5. Colocar el colador de malla sobre una jarra y verter el líquido a través del colador.

6. Consume lo que necesites.

Si te apetece, también puedes añadir partes más delicadas a la decocción. Si crees que te beneficiarás más si añades algunas flores, hojas o tallos a la mezcla, colócalos dentro de la olla, justo después de apagar el fuego. De este modo, empezarán a infusionar cuando la mezcla empiece a enfriarse.

Dosificación: Al igual que con la infusión, la dosis adecuada depende de la intensidad de la hierba pero, para la mayoría de las plantas, una decocción diaria de 2 tazas será suficiente. La decocción puede tomarse caliente o fría.

Almacenamiento: La decocción sobrante, una vez enfriada, puede guardarse en una olla o jarra tapada y refrigerarse hasta 48 horas.

Tinturas

Las tinturas son realmente potentes. Esta extracción, que se realiza sumergiendo las hierbas en alcohol, es probablemente el método más potente de todos. Las tinturas pueden tener diferentes graduaciones, dependiendo de la proporción entre hierbas y alcohol, y de la graduación del alcohol utilizado, entre otros factores. El alcohol se mide en términos de concentración (grado) y volumen (onzas, litros o mililitros de líquido), mientras que el contenido de hierbas se mide en peso (gramos u onzas).

Las tinturas se clasifican en función de la proporción entre hierba y menstruum (disolvente), estando el menstruum compuesto en parte por alcohol y en parte por agua. El objetivo, cuando se hace una tintura, es terminar con un producto final que tenga al menos un 20% de alcohol, para que la tintura sea estable. La mayoría de las tinturas funcionan bien con vodka porque la proporción de menstruum es de 40:60 (40 unidades de hierba por 60 unidades de menstruo) o 50:50, y los componentes medicinales activos son en su mayoría solubles en agua. La concentración de alcohol es lo suficientemente alta como para que el producto final sea del 20% (40 grados) o superior, lo que garantiza que la tintura será estable en las estanterías.

Si la hierba que se utiliza es fresca, el jugo y los componentes activos se extraerán de las células de la planta y diluirán el disolvente alcohol-agua. Por lo tanto, al hacer una tintura de hojas jugosas, por ejemplo, se debe comenzar con un alcohol más fuerte, para permitir la dilución adicional que se producirá. Ejemplos de estas hierbas son la melisa y la hierba de San Juan. Si se utiliza una goma o una resina, como la mirra, el alcohol debe estar cerca del 95% (200 grados).

Consejos sobre la cantidad y el grado de alcohol

Vodka de 80 a 90 grados (40-45% de etanol).
Llene el 40%
a 50% de alcohol por volumen.
- El rango de porcentaje habitual para las tinturas.
- Adecuado para hierbas frescas con poca humedad y hierbas secas.
- Adecuado para la extracción de componentes activos solubles en agua.

Mitad de vodka de 80 grados (40% de etanol) y mitad de alcohol de grano de 190 grados (95% de etanol).
etanol) de grano. Llena de 67,5% a 70% de alcohol por volumen.
- Adecuado para extraer aquellos componentes aromáticos volátiles.
- Adecuado para hierbas frescas y jugosas. Bayas, raíces aromáticas y bálsamo de limón, por ejemplo.

– La mayor concentración de alcohol extraerá los
jugos de la planta.

Alcohol de grano de 190 grados (95% de contenido de
etanol). Llena de 85% a 95% de alcohol por volumen.
· Adecuado para extraer los componentes aromáticos y
los   aceites esenciales que no se disuelven fácilmente.
· Adecuado para la difusión de gomas y resinas, pero no es
necesario para otras partes de la planta.
· Esta graduación alcohólica deshidratará sus hierbas si se
están tintuando productos botánicos que no sean gomas
ni resinas.

Es importante: *Nunca prepare tinturas con alcohol industrial, alcohol de quemar o alcohol metílico.*

Si todavía te parece un poco desalentador, después de investigar sobre las hierbas específicas que deseas utilizar y preguntar a tus amigos herbolarios, el grupo de Facebook "Herboristería para principiantes en casa - Hierbas medicinales y remedios de herboristería" es un buen lugar para pedir orientación.

Aunque son más populares en la medicina herbaria occidental, las tinturas también tienen un uso tradicional desde hace mucho tiempo. Estos preparados son muy cómodos de utilizar, pueden prepararse con prácticamente cualquier hierba y pueden aplicarse para tratar una gran variedad de problemas de salud.

Para hacer una tintura tú mismo, necesitarás:

Un tarro grande y limpio con tapa
Una bolsa de muselina (la malla de nylon o la estopilla
también funcionan bien)
Una olla grande (o una prensa de vino)
Botellas pequeñas de vidrio oscuro
Un embudo
Vodka
Hierbas preferidas

Cómo crear una tintura:

1. Coloca las hierbas en un frasco limpio ya esterilizado, y
vierte el vodka sobre ellas. Si se utilizan hierbas frescas,

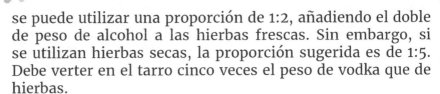

se puede utilizar una proporción de 1:2, añadiendo el doble de peso de alcohol a las hierbas frescas. Sin embargo, si se utilizan hierbas secas, la proporción sugerida es de 1:5. Debe verter en el tarro cinco veces el peso de vodka que de hierbas.

2. Con hierbas más potentes, la proporción podría ser de 1:10 o incluso de 1:20. Investiga previamente las hierbas específicas y pregunta a tus amigos herbolarios para determinar la proporción adecuada entre hierbas y vodka. Pon la tapa y ciérrala bien. Agita bien el frasco durante un par de minutos y luego colócalo en un lugar cálido y oscuro. (Se puede acelerar la elaboración de la tintura con calor, alrededor de 380C o 1000F.Déjalo allí durante unas 10-14 semanas, asegurándote de agitar el frasco durante un minuto o dos cada par de días.

3. Cuando llegue el momento de colar, coloca la bolsa de muselina limpia sobre la olla grande o la prensa de vino. Si se utiliza una prensa de vino, basta con presionar con fuerza para extraer la tintura. Si se cuela sobre una olla normal, basta con verter el contenido del frasco con cuidado a través de la tela, luego juntar los bordes de la tela, atrapando las hierbas en su interior, y apretar para extraer bien. También puede hacerlo con un colador de malla normal.

4. Con un embudo, transfiera cuidadosamente el líquido colado a las botellas de vidrio oscuro esterilizadas. Séllalo bien.

5. Aunque el vodka es el alcohol preferido por la mayoría de los herbolarios, también se puede utilizar ron, especialmente si se incluyen hierbas amargas. El sabor del ron puede suavizar el sabor no agradable de las hierbas.

Dosificación: La dosis estándar consiste en tomar una cucharadita de tintura diluida en aproximadamente 1 ½ cucharadas de agua o zumo, dos o tres veces al día, dependiendo de las hierbas utilizadas.

Almacenamiento: Guarda los frascos de vidrio oscuro cerrados en un lugar oscuro y fresco. Las tinturas almacenadas adecuadamente se mantendrán seguras para su uso hasta dos años.

Jarabes

Puede que a los adultos nos parezca bien tomar infusiones y decocciones, pero los niños no suelen ser muy aficionados a estos remedios herbales, sobre todo si utilizamos plantas desagradables y amargas. ¿Y qué mejor manera de obligarles a tomar su medicina que con un soborno azucarado? ¡Es entonces cuando los jarabes vienen al rescate!

Los jarabes se elaboran con cantidades iguales de infusión y miel o azúcar sin refinar. Además de tener un sabor dulce, los jarabes tienen una ventaja añadida: aportan una acción calmante adicional a la mezcla, por lo que son tan eficaces para tratar los dolores de garganta y la tos. Además, están repletos de azúcar, que es un conservante natural. Esto ayuda a que la infusión o decocción sobreviva durante meses en la estantería.

Lo importante que hay que saber sobre la elaboración de jarabes con infusiones y decocciones es que las hierbas deben infusionarse durante el máximo tiempo posible para obtener la máxima potencia. Si se trata de una infusión, hay que dejarla reposar durante 15 minutos, y si se trata de una decocción, hay que cocerla a fuego lento durante media hora.

Para hacer un jarabe, necesitará:

- Una cacerola

- Una espátula de madera

- Botellas de vidrio oscuro

- Un embudo

- Infusión o decocción

- Miel o azúcar refinado

- Una estufa

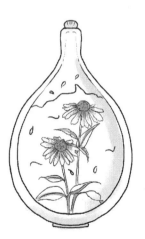

Cómo crear un jarabe:

1. Añade unas dos tazas de la infusión o decocción preparada en un cazo.

2. Añadir la miel en este momento: 500 g para 2 tazas de infusión, o la mitad de la cantidad si sólo se utiliza 1 taza de líquido de infusión.

3. Remover a fuego lento, hasta que la miel o el azúcar se mezclen completamente.

4. Apagar el fuego y dejar que el cazo se enfríe.

5. Utiliza un embudo y vierte el sirope en botellas de vidrio oscuras y esterilizadas.

6. Asegúralo bien y utilice el jarabe según lo necesites.

También puedes hacer un jarabe con una tintura. Para esta preparación, necesitarás:

- 500 g (17,6 oz) de miel o azúcar sin refinar

- 1 taza de agua

- Tintura

- Una cacerola

- Una espátula de madera

- Una jarra

- Un embudo

- Botellas de vidrio oscuro

- Una estufa

Para hacer un jarabe con una tintura:

1. Combinar la miel (o el azúcar) con el agua en el cazo.

2. Poner a fuego medio y calentar suavemente, removiendo hasta que se disuelva el azúcar o la miel.

3. Retirar el cazo del fuego y dejar que el almíbar se enfríe completamente.

4. Coloca una parte de su tintura preferida en una jarra y añada tres partes del jarabe. Si utiliza ¼ de taza de una tintura,

añada ¾ de taza del jarabe.

5. Remover para combinar y verter en sus botellas de vidrio oscuro ya esterilizadas con la ayuda de un embudo.

6. Cerrar y utilizar el jarabe según sea necesario.

Dosificación: Tomar unas 1-2 cucharaditas del jarabe, tres veces al día.

Almacenamiento: Guarda los frascos de vidrio oscuro en un lugar oscuro y fresco, y consuma el jarabe en los próximos seis meses.

Aceites de Infusión

Es posible que conozcas este método para añadir un poco de sabor a tus platos, pero la infusión de hierbas en aceite también puede ser bastante beneficiosa para tu salud. Al infusionar las plantas medicinales de este modo, se fomenta la liberación de sus componentes liposolubles. En el proceso, se desbloquean compuestos que de otro modo no se podrían extraer.

Existen dos métodos de infusión de aceite: la infusión caliente, que consiste en cocer las hierbas en aceite a fuego lento; y la infusión fría, que consiste en dejar que las hierbas liberen sus propiedades de forma natural y gradual a temperatura ambiente. Dado que los compuestos beneficiosos de las hierbas pueden descomponerse a temperaturas superiores a los 100oC (212oF), la infusión en frío es el método preferido.

Al hacer aceites de infusión, no deben entrar gotas de agua en el aceite. Esto puede favorecer el crecimiento microbiano y arruinar la infusión. Por esta razón, es preferible utilizar hierbas secas en sus infusiones. Sin embargo, si deseas utilizar hierbas frescas (que dan un sabor más fuerte), primero debes enjuagar las hierbas para limpiarlas, luego darles una palmadita con una toalla de papel y dejarlas toda la noche secándose para que se marchiten completamente al aire, antes de añadirlas al aceite. Las infusiones calientes se conservan durante más tiempo, pero las frías pueden guardarse en el frigorífico durante varios meses. Si notas algún olor extraño en su infusión, posiblemente se haya contaminado con bacterias o moho y debas desecharla.

Infusión en Caliente

El aceite infundido en caliente puede utilizarse de muchas maneras, desde rociarlo sobre las comidas para darles sabor, hasta aplicarlo frotando el aceite sobre la piel con fines terapéuticos de masaje y curación. Incluso puede utilizarse como ingrediente secreto en sus ungüentos. Puedes utilizar aceite de oliva, girasol o cualquier aceite vegetal de calidad decente para este fin.

Necesitarás:

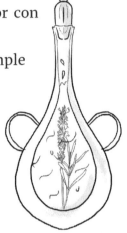

- Una cacerola

- Un cuenco de vidrio resistente al calor con tapa

- Una jarra de boca ancha o una olla simple

- Una bolsa de muselina o una gasa

- Una botella de vidrio oscuro

- Un embudo

- Hierbas

- Aceite vegetal

- Una estufa

Y aquí se explica cómo hacerlo:

1. Coloca aproximadamente 1 taza (250 g o 8,8 oz) de hierbas secas en un recipiente de vidrio limpio.

2. Verter entre 1¼ y 1½ C de aceite sobre las hierbas, y dar una vuelta a la mezcla.

3. Llenar la cacerola hasta la mitad con agua y ponerla a fuego medio. Llevar a ebullición.

4. Coloca el bol de cristal en la boca de la cacerola, de forma que la base del bol descanse en el agua caliente. Cubrir el bol de cristal con una tapa y dejar que se caliente suavemente durante al menos un par de horas. (Como alternativa, puede utilizar una caldera doble para esto).

5. Mantén la temperatura del aceite entre 38 y 60oC (100-140oF).

6. Retirar el bol del fuego y dejar que se enfríe hasta que se pueda manipular.

7. Coloca la bolsa de muselina sobre la jarra de boca ancha, metiendo la parte central de la tela dentro, mientras que los lados permanecen sobre la jarra, para no ensuciar mientras se vierte.

8. Vierte el aceite suavemente a través de la bolsa de muselina. Junta los bordes de la tela, atrapando las hierbas en su interior, y aprieta suavemente para extraer el líquido colado en la jarra.

9. Con la ayuda de un embudo, vierte el aceite colado en la botella previamente esterilizada. Séllalo bien y utilízalo cuando lo necesites.

Infusión Fría

La infusión en frío es un proceso mucho más lento, pero es el método preferido porque conserva los compuestos activos y da un sabor más fuerte. En la infusión fría se suelen utilizar hierbas frescas, especialmente las flores más pequeñas y otras partes delicadas de la planta. Sin embargo, hay que tener cuidado de secar bien las hierbas antes de utilizarlas. Esta extracción se ve favorecida por la luz del sol, y es mejor hacerla con aceite de oliva, ya que es el menos propenso a volverse rancio.

Sin embargo Cabe mencionar que muchas hierbas, como la melisa y la hierba de San Juan, pierden gran parte de sus beneficios cuando se secan. Yo uso hierbas frescas, aunque marchitas, todo el tiempo.

Un aceite bien hecho tiene poco o nada de agua para evitar que crezca el moho. El problema es que la gente pone hierbas frescas en el aceite y luego sella el frasco. Si vas a hacer eso, deberías usar hierbas secas. El procedimiento correcto con las hierbas frescas es cubrir la parte superior del tarro con un filtro de café o una tela de queso y luego calentarlo o dejarlo al sol hasta 48 horas. No importa si eliges usar el sol o el calor artificial. A mí me gusta tener mi olla de cocción lenta al mínimo para que se evapore el

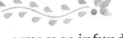

agua y se infunda el aceite. Cuando hayas dado este paso extra con hierbas frescas, cuélalo, tápalo bien y guárdalo en un lugar oscuro.

10. Esto es lo que necesitas:

– Un tarro de cristal limpio y transparente con tapa

– Una jarra de boca ancha

– Una bolsa de muselina

– Un frasco de vidrio oscuro

– Un embudo

– Hierbas

– Aceite

Para infusionar aceite de hierbas en frío, siga estos pasos:

1. Coloca las hierbas secas en un frasco esterilizado. Para un lote decente, añada unos 500 g (17,6 oz) de hierbas.

2. Vierte unas 2 tazas de aceite de oliva sobre las hierbas.

3. Cierra el tarro, asegurándolo bien, y dale unas buenas sacudidas.

4. Coloca el tarro en un lugar soleado, como el alféizar de una ventana, y déjalo reposar de dos a seis semanas. Agítalo de vez en cuando.

5. Coloca la bolsa de muselina sobre la jarra, asegurándola sobre el borde y metiendo la parte central de la tela dentro.

6. Vierte el aceite a través de la muselina y junta los bordes de la tela, atrapando las hierbas en su interior. Sigue apretando hasta colar todo el líquido.

7. Con la ayuda de un embudo, vierte el aceite colado en una botella de vidrio oscuro. Utilízalo cuando lo necesites.

Dosificación: A menos que las hierbas utilizadas lleven aparejadas precauciones especiales o preocupaciones por su condición única, debería ser libre de aplicar o consumir el aceite tanto como crea necesario.

Almacenamiento: Guarda los frascos en un lugar seco y oscuro hasta un año. Para obtener los mejores resultados, acostúmbrate a utilizar el aceite antes de los seis meses, ya que después el aceite empezará a perder sus poderes medicinales.

Nota: Por lo tanto, ten en cuenta que la mayoría de las hierbas funcionan bien secas, pero algunas deben utilizarse frescas. Esta es una de las razones por las que debes conocer la planta. Algunas hierbas tienen que estar frescas cuando se añade el aceite, porque sus aceites tienen que infundirse en el aceite portador en lugar de evaporarse. Por ejemplo, el limón seco tiene cierto valor para aliviar la depresión, pero no tiene mucho valor contra el virus del herpes si no está fresco. Gran parte de su valor medicinal está en los aceites de la planta. Si haces el aceite de infusión con hierba fresca, tiene múltiples usos en lugar de usos limitados.

Si no estás seguro de tus hierbas o de los procedimientos, eres muy bienvenido a unirte a nuestra comunidad privada de hierbas en Facebook y obtener consejos de otros herbolarios. Encontrarás el código QR al final de este libro. Escanea el código QR con tu cámara y te llevará a nuestro grupo. También puedes simplemente buscar "Herboristería para principiantes en casa - Hierbas medicinales y remedios de herboristería" y solicitar unirte a nuestro grupo.

Aceites Esenciales

En el pasado, los aceites esenciales eran mi límite. Podía preparar cremas, tinturas e infusiones, pero hacer aceites esenciales era algo que siempre evitaba. Hasta que me animé a intentarlo. Los aceites esenciales caseros no sólo son rentables, especialmente si tienes un jardín de hierbas, sino que también pueden ser muy gratificantes. Hay algo que da poder al poder decir: "Toma, prueba el aceite esencial que he hecho".

Aunque el proceso pueda parecer difícil, en realidad es muy sencillo. Si lo piensas, los aceites esenciales no son más que productos destilados a partir del vapor. Sólo hay que cocer a fuego lento la hierba, el vapor pasa por un tubo, el tubo pasa por agua fría, se produce la condensación y ya está. Ha nacido tu aceite esencial.

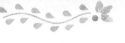

Y tampoco necesitas toneladas de ingredientes extravagantes. Puedes hacerlo con sólo unos pocos elementos esenciales:

- Una olla con tapa

- Agua destilada

- 3-4 tazas de hierbas frescas

- Frascos pequeños de vidrio oscuro

- Un tostador de pavo

- Una estufa

¿Listo para intentarlo? Aquí tienes los pasos para hacer tu primer aceite esencial:

1. Pica las hierbas que prefieras, utilizando la cantidad suficiente para llenar la olla de barro a unos ¾ de su capacidad. Por lo general, unas 3-4 tazas de material vegetal deberían ser suficientes.

2. Vierta suficiente agua destilada en la olla de cocción para cubrir las hierbas picadas.

3. Coloca la tapa pero ponla <u>al revés</u>. Esto es importante, ya que las curvas cóncavas de la tapa empujarán el vapor hacia el interior. Como alternativa, puedes utilizar un plato para este fin.

4. Coloca la olla de barro a fuego alto y cocine hasta que el agua esté muy caliente. A continuación, baja el fuego y deja que las hierbas se cocinen a fuego lento durante tres o cuatro horas.

5. Retirar del fuego y dejar enfriar completamente.

6. Trasladar a la nevera y dejarla toda la noche.

7. Al día siguiente, al destapar el bote, notarás que se ha formado una fina película aceitosa sobre el líquido. Es su aceite esencial. Esta capa estará ligeramente endurecida y deberá recogerla rápidamente, ya que pronto empezará a derretirse, a medida que el tarro se calienta a temperatura

ambiente. Para una mayor precisión, utilice una jeringa para pavo durante este paso. Será como levantar el exceso de grasa de la parte superior de la salsa. A continuación, llene sus frascos de vidrio oscuro esterilizados.

8. Si no sigues estos pasos correctamente, es posible que notes un poco de líquido a base de agua en el fondo de la botella de aceite esencial. Si esto te molesta, puedes recalentar el aceite para que el agua se convierta en vapor y salga del frasco. Si lo haces, ten mucho cuidado; los aceites esenciales pierden su potencia cuando se calientan, así que no exageres.

Utiliza siempre hierbas frescas para este método de extracción, ya que las versiones secas contienen mucho menos aceite esencial. También es fundamental picar las plantas para aumentar la superficie por la que pueden salir los aceites de las hierbas.

**Almacenamiento:** Los frascos de cristal, bien cerrados, deben guardarse en un lugar oscuro y fresco. Por lo general, puede utilizarlos hasta por un año, pero después de los primeros seis meses los aceites esenciales empezarán a perder su potencia.

Vinos Tónicos

Los vinos tónicos son la mejor forma de extraer las propiedades medicinales de las hierbas tónicas y el método más eficaz para favorecer la digestión y mejorar la vitalidad. La angélica, especialmente la angélica china dong quai, es uno de los ingredientes herbales más populares para elaborar un vino tónico rojo o blanco.

La clave para hacer un vino tónico especialmente potente es mantener la exposición al oxígeno al mínimo. Por eso no recomiendo hacerlo en botellas, jarras o botes que se vayan a abrir y exponer a la atmósfera con regularidad. Las hierbas empapadas en vino se volverán mohosas si están frecuentemente en contacto con el aire. Para evitar que esto ocurra, sugiero utilizar un frasco con un grifo en la base. De este modo, podrás controlar el flujo de vino sin exponer la mezcla al aire ni alterar las hierbas.

Para hacer un vino tónico, necesitarás:

- 1 litro (1 cuarto) de vino tinto o blanco

- 100 g (3.5 oz)de hierbas tónicas secas o 25-30 g (1 oz) de hierbas amargas secas

- Un tarro limpio con un grifo en la base

Pasos para hacer un vino tónico:

1. Coloca las hierbas secas dentro de un frasco esterilizado.

2. Vierte el vino sobre las hierbas, teniendo en cuenta que el vino debe cubrir las hierbas por completo.

3. Cierra bien el tarro y agítalo suavemente.

4. Deja reposar el tarro de dos a seis semanas para que las hierbas se empapen y el vino madure.

Dosificación: Una vez finalizado el periodo de maduración y transcurridas entre dos y seis semanas, extrae aproximadamente 1/3 de taza y bébelo antes de la comida. Yo lo hago una vez al día antes de la cena, pero también puedes hacerlo antes de la comida, especialmente si tienes problemas digestivos.

Almacenamiento: Si se almacena correctamente, el vino se podrá consumir durante al menos tres meses. Si el vino adquiere un sabor y aroma extraños, puede significar que las hierbas se han enmohecido o que el vino se ha oxidado. Si esto ocurre, deseche el remedio y prepare una nueva tanda.

Cataplasmas

Cuando hago cataplasmas, siempre me siento como una enfermera victoriana que usa sus poderes de herborista para aliviar la condición de alguien. Una vez que pruebes a batir estas mezclas calmantes, también empezarás a sentirte como un curandero a base de hierbas. Por muy sencillo que sea este método, puede ser diez veces más eficaz que otros métodos que hemos comentado.

Las cataplasmas son una simple mezcla de hierbas frescas, en polvo o secas, que se cuecen a fuego lento y se aplican sobre una zona de la piel afectada. Las sustancias activas de las hierbas se filtran a través de la piel y hacen su magia para aliviar el dolor nervioso o muscular y promover la curación.

Para hacer tu propia cataplasma, necesitarás

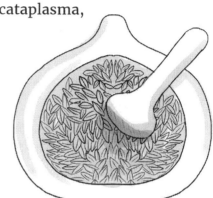

- Una cacerola

- Una gasa

- Un poco de agua

- Unas gotas de aceite

- Una estufa

Y así es como puedes hacerlo:

1. Coloca las hierbas en la cacerola y añade un poco de agua. No te pases, pero utiliza una cantidad suficiente. Debe haber suficiente agua para cubrir la zona afectada de tu piel.

2. Poner la cacerola a fuego medio y cocer a fuego lento durante dos o tres minutos.

3. Recoge las hierbas con una cuchara y exprime con cuidado el exceso de líquido de las mismas. Puede hacerlo con una segunda cuchara o presionando la mezcla con las manos.

4. Frote unas gotas de aceite sobre la zona afectada para evitar que las hierbas se peguen a la piel.

5. Aplica las hierbas cocidas a fuego lento, mientras aún están calientes, sobre el lugar, y coloque la gasa sobre las hierbas, atándola firmemente para asegurarse de que las hierbas permanecen en contacto.

6. Dejar durante dos o tres horas, o según sea necesario.

Aplicación: Cada dos o tres horas, aplica una nueva cataplasma hasta que la gravedad de la afección disminuya.

Ungüentos

Lo que hace que las pomadas sean tan efectivas es que utilizan ingredientes grasos y absolutamente nada de agua. Estas aplicaciones pueden formar una capa protectora sobre la piel, lo que resulta especialmente útil cuando se trata de inflamaciones o superficies dañadas. El objetivo es que la pomada mantenga la humedad a raya, sellando la piel del agua y del medio ambiente. Por eso las pomadas son tan útiles para tratar afecciones como la dermatitis del pañal.

Solía pensar que era imposible sustituir los ungüentos comprados en la tienda por remedios caseros a base de hierbas, pero esta receta de ungüento convencerá a cualquier escéptico de lo contrario.

Esto es lo que necesitarás:

– Un hervidor doble (o una cacerola y un recipiente resistente al calor)

– Aceite de hierbas a elección

– Cera de abejas

– Una espátula de madera

– Frascos pequeños de vidrio oscuro con tapa

Método de preparación de las pomadas:

1. Derretir la cera a baño maría o en un recipiente resistente al calor colocado sobre un recipiente con agua caliente.

2. Añade aceite. Utiliza 1 taza de aceite con infusión de hierbas por 2 cucharadas de cera de abeja.

3. Retirar del fuego y remover hasta que se enfríe lo suficiente como para quedar emulsionado (combinado).

4. Vierta en los recipientes y espere a que se enfríe completamente.

La cera de abejas puede ser difícil de limpiar de la caldera doble, por lo que, para evitar este tedioso problema, utilizo una pequeña lata que coloco en un recipiente con un poco de agua caliente. Esto funciona de manera similar a un baño de agua. La ventaja es que, una vez que he terminado de trabajar con la cera de abejas, dejo el resto en la lata para que se endurezca. Tapo la lata y la dejo hasta la próxima vez que quiera hacer una pomada. Así se evita contaminar la caldera doble con cera de abejas pegajosa.

El ungüento es una versión más espesa de la pomada. Se elabora de la misma manera que la descrita anteriormente, pero la proporción de cera de abejas y aceite debe ser de 1:2. Si lo desea, puede utilizar una parte de aceite de coco cuando haga el aceite original con infusión de hierbas para su ungüento o bálsamo. Los ungüentos y bálsamos deben permanecer sobre la piel para proteger las zonas dañadas, y los ingredientes activos deben ser absorbidos por el cuerpo para que las propiedades calmantes y analgésicas tengan su efecto.

**Dosificación:** Aplica una pequeña cantidad de la pomada sobre la zona afectada, tres veces al día. Si utilizas una pomada para tratar la dermatitis del pañal, aplícala con cada cambio de pañal.

**Almacenamiento:** Guarde los tarros de cristal oscuro bien cerrados en un lugar fresco y oscuro, y utilícelos antes de tres meses.

Cremas

A diferencia de las pomadas, que no contienen agua, las cremas son mezclas de grasa y agua. No ofrecen una capa protectora en la superficie, sino que se funden con la piel. Las propiedades medicinales proporcionan un efecto refrescante o calmante. De este modo, la piel puede respirar y curarse mucho más rápidamente.

He descubierto que mis cremas son más beneficiosas y mucho más suaves cuando se hacen con una combinación de cera y glicerina. Puedes usar una glicerina tradicional, que es un extracto fluido de una hierba, hecho usando glicerina como parte del medio

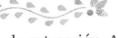

de extracción. Ahora comparto con usted mi receta secreta.

Necesitarás:

- Una cacerola y un recipiente de vidrio resistente al calor, o una caldera doble pequeña

- Una espátula de madera

- Una bolsa de muselina

- Una jarra u olla

- Un cuchillo para untar

- Frascos pequeños de vidrio oscuro

- Cera de abeja

-

-

- Glicerina y hierbas (o glicerina de elección)

- Agua

El método:

1. Llenar un recipiente con agua hasta la mitad y ponerlo a fuego alto. Llevar a ebullición.

2. Bajar el fuego hasta que hierva a fuego lento y colocar un recipiente de cristal sobre la cacerola. También se puede utilizar un hervidor doble.

3. Añadir unos 150 g (5.3 oz) de cera de abeja al bol y remover hasta que se derrita..

4. A continuación, añada la glicerina; unos 75 g (2,7 oz), o la mitad de la cantidad de cera.

5. Añadir ⅓ taza de agua a la mezcla.

6. Añada unos 30 g (1.05 oz) de hierbas secas y tape el recipiente de cristal.

7. Dejar que la mezcla se caliente suavemente, sobre el agua

caliente de la cacerola, durante tres horas completas.

8. Asegura la bolsa de muselina sobre una jarra u olla y vierte la mezcla de hierbas para colarla.

9. Juntar los bordes de la bolsa y apretar para empujar el líquido colado hacia la jarra.

10. Remover suavemente mientras la mezcla se enfría y la crema se cuaja.

11. Ten preparados tus tarros de cristal oscuro esterilizados y transfiere la crema a los tarros con la ayuda de un pequeño cuchillo para untar.

12. Asegúralo bien y guárdalo en el frigorífico hasta que lo necesites.

Consejo: También puedes añadir ingredientes adicionales a tus cremas, como polvos, tinturas o aceites esenciales, para obtener un impulso medicinal adicional.

Dosificación: Aplicar la crema en la zona afectada hasta tres veces al día.

Almacenamiento: A diferencia de las pomadas, las cremas se deterioran rápidamente debido a su contenido en agua. Deben guardarse en el frigorífico. Si se guardan bien, deberían durar hasta unos tres meses.

Compresas

Después de mis habituales desventuras y torpezas en el senderismo, a menudo llego a casa con un tobillo hinchado o una rodilla especialmente magullada. Al volver, me doy una ducha relajante, pongo la pierna en alto, aplico una compresa en la zona afectada y disfruto de una taza de infusión o té de hierbas.

Una compresa no es más que un paño empapado en una infusión o decocción de hierbas, que se aplica sobre una lesión o hematoma para favorecer la curación o aliviar el dolor.

Para hacer una compresa, necesitarás :

–   Un recipiente limpio

– Paño suave y limpio o toallita

– Mezcla de infusión, decocción o tintura y agua

Método para preparar una compresa:

1. Prepara tu infusión o decocción, cuélala bien y déjala enfriar para que no esté insoportablemente caliente. Para una compresa, necesitarás unas 2 tazas de infusión o decocción. También puedes hacer esto con una tintura. Si utiliza una tintura, combine 5 cucharaditas de tintura en 2 tazas de agua.

2. Vierte la infusión, decocción o tintura diluida en un recipiente limpio.

3. Empapa el paño limpio completamente en el líquido infundido y luego escurre el exceso.

4. Coloca el paño empapado en la zona afectada. Incluso puedes asegurarlo con unos alfileres de seguridad o un cordel.

5. Vuelve a remojarla cuando se enfríe y vuelva a colocarla. El calor se sentirá bien y mejorará la absorción de la(s) hierba(s).

6. Déjalo durante una o dos horas.

En lugar de aplicar la compresa, también puede utilizar un baño de loción para el mismo fin. En lugar de colocar el paño sobre la zona después de escurrir el exceso de líquido, basta con escurrir el líquido directamente sobre la zona afectada. Remojar, escurrir, bañar y repetir. Pronto tendrá los resultados deseados.

Aplicación: Úsalo según sea necesario.

Almacenamiento: Guarda las infusiones de las compresas en frascos limpios en la nevera durante un máximo de 48 horas.

Polvos, Cápsulas, Pastillas

Las hierbas en polvo son precisamente eso: hierbas que se han molido hasta obtener una consistencia de polvo. Por lo general, se utiliza un mortero y una piedra para hacer polvos, pero cualquier cosa que pueda moler finamente puede utilizarse para este fin. Aunque los polvos pueden espolvorearse sobre los alimentos como especias, o incluso tomarse con agua, una de las formas más cómodas de consumir un suplemento de hierbas es en forma de cápsulas o pastillas.

Sin embargo, no todas las hierbas se pueden pulverizar finamente en casa. Algunas pueden requerir un enfoque más contundente; para tales hierbas, sugiero comprar las versiones en polvo. La mayoría de los proveedores de hierbas deberían estar bien surtidos de hierbas en polvo. Para hacer cápsulas, recomiendo buscar un grado muy fino de hierbas en polvo. También necesitarás cápsulas vacías, que se venden en forma de gelatina y vegetariana en la mayoría de los establecimientos especializados.

Para hacer las cápsulas necesitarás :

– Un platillo

– Hierbas en polvo

– Cápsulas vacías

Y así es como se pueden hacer cápsulas:

1. Vierte la hierba en polvo en un platillo.

2. Sujetando dos mitades de cápsulas vacías, recoger el polvo deslizando las mitades de las cápsulas una hacia la otra.

3. Una vez que hayas llenado los estuches de las cápsulas, deslízalos suavemente entre sí, manteniendo el polvo encerrado en su interior

Para una cápsula de tamaño 00, necesitarás unos 250 mg de polvo. Si esto es algo que decides hacer a menudo, podrías considerar la compra de una pequeña máquina que te ayudará a llenar muchas cápsulas en poco tiempo; además, empaqueta la hierba en polvo de forma tan ajustada que una cápsula de tamaño 00 contiene hasta 450 mg.

Dosificación: Dependiendo de la hierba utilizada, tomar de dos a tres cápsulas al día.

Almacenamiento: Coloque las cápsulas en recipientes de vidrio oscuros y guárdelas en un lugar oscuro y fresco hasta tres o cuatro meses.

Para hacer las pastillas necesitarás:

–
– Un tazón pequeño
– Hierbas en polvo
– Agente aglutinante como la miel o la goma de tragar
– Horno

Y así es como puedes hacer tus propias píldoras:

1. Vierte las hierbas en polvo en el bol pequeño.

2. Añadir una cucharadita de miel (u otro agente aglutinante) y agua suficiente para hacer una pasta que se parezca a la masa de pan.

3. Estirar en forma de cuerda larga y fina.

4. Corta la cuerda en pequeños segmentos. (Ahora puede enrollar cada segmento en una especie de polvo de su elección, como la canela).

5. Colocar las pastillas en una bandeja de horno y secarlas en un horno frío.

Dosificación: Dependiendo de la hierba utilizada, tomar de dos a tres pastillas al día.

Almacenamiento: Las píldoras deben conservarse en un lugar seco y fresco, como un frasco de vidrio oscuro, por hasta cuatro meses.

Inhalaciones de Vapor

Las inhalaciones de vapor son mi remedio preferido para los problemas de sinusitis causados por las alergias estacionales. Estas inhalaciones son una forma eficaz de eliminar la congestión, especialmente cuando se utilizan hierbas que tienen acciones médicas antisépticas, como el sello de oro, el tomillo o la mirra.

Para hacer una inhalación de vapor, necesitarás:

- 25-30 g (1 oz) de hierbas preferidas
- 1 litro de agua (1 cuarto)
- Una olla
- Una toalla
- Una estufa

Y el método para crear una inhalación de vapor es bastante sencillo:

1. Calienta el agua hasta que hierva antes de verterla sobre las hojas de hierba o las flores.

2. Dejar reposar durante 15 minutos.

3. Si se utilizan raíces o cortezas, que liberan sus bondades cuando se cocinan a fuego lento, se debe cocer a fuego lento durante 15 minutos y luego dejar que se enfríe durante otros 15 minutos.

4. Volver a calentar el líquido a fuego lento (un poco más frío que un hervor).

5. Retirar la olla del fuego.

6. Coloca la cabeza sobre la olla y cubre tanto la cabeza como el recipiente con la toalla.

7. Cierra los ojos y permanece en esta posición, inhalando el vapor durante aproximadamente diez minutos.

Recuerda que el calor alto destruye el valor de muchas hierbas; recomiendo no hervir nunca las hierbas, sino simplemente cocinarlas a fuego lento. Te aconsejo encarecidamente que no te precipites en el proceso de inhalación de vapor. Si eres impaciente como yo, puedes poner algo de música que te ayude a relajarte. También recomiendo no salir de la habitación durante unos 15 minutos, incluso después de que el proceso de inhalación se haya completado. Esto es para que pueda apoyar aún más la limpieza de la congestión.

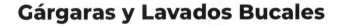

Gárgaras y Lavados Bucales

Los enjuagues bucales y las gárgaras suelen utilizarse para tratar infecciones e inflamaciones de la boca y la garganta. Son más eficaces con hierbas que tienen compuestos astringentes, como la mirra, ya que pueden curar y reparar la membrana mucosa. Para que sean más beneficiosos para la garganta, también se puede añadir una pequeña cantidad de regaliz a la mezcla.

Para hacer un enjuague bucal o gárgaras, necesitarás:

- ⅓ Copa de infusión

- Un vaso

Y así es como se hace:

1. Haz una infusión con tus hierbas preferidas, pero no las cueles inmediatamente. Para aumentar la astringencia, deja que las hierbas reposen en el recipiente durante unos 15 minutos más.

2. Cuela, como lo harías normalmente, y viértelo en un vaso, llenando sólo un ⅓ del vaso.

3. Haz gárgaras o enjuaga la boca con pequeñas porciones del líquido.

Lo mejor de estas gárgaras y enjuagues bucales caseros es que están hechos con ingredientes naturales y seguros mediante infusión o cocimiento. Esto significa que no tienes que preocuparte por tragar accidentalmente el líquido. Por el contrario, hacerlo puede beneficiar aún más su salud.

Consejo: *También puedes hacer un enjuague bucal mezclando ⅓ taza de agua caliente y 1 cucharadita (unos 5 ml) de tu infusión preferida.*

Cada uno de estos métodos de preparación permite extraer las sustancias curativas de las hierbas de forma diferente y también da lugar a distintas formas de aplicar el extracto. Mientras que se puede utilizar una infusión para beberla, hacer gárgaras o colocarla en una zona afectada como compresa, sólo hay una forma de aplicar una pomada.

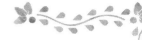

Antes de utilizar cualquiera de estos métodos para tratar un problema de salud, asegúrese de informarse de los posibles riesgos y efectos secundarios. Aunque un jarabe puede presentar algún beneficio, puede no ser la mejor aplicación para tus afecciones bucales. Del mismo modo, una tintura de mirra puede no ser útil para tu insomnio.

Los próximos capítulos te enseñarán todo lo que hay que hacer para emparejar las condiciones particulares con los remedios adecuados, eliminando así todas las conjeturas para convertirse en un maestro de la curación a base de hierbas.

71 Las Dolencias y sus Remedios a Base de Plantas

Los remedios a base de hierbas pueden ser una alternativa más segura, natural e incluso más saludable que los de la medicación convencional. Sus efectos dependen de la intensidad de la afección y de otros factores propios de cada persona; en general, las hierbas proporcionan una base curativa potente y eficaz. Algunas dolencias pueden necesitar un enfoque químico, por supuesto, pero para la mayoría de los problemas de salud, la cura está en la naturaleza. Aquí están los 71 problemas de salud más comunes que pueden tratarse fácilmente con remedios naturales a base de plantas. Para cada dolencia, he sugerido sólo una pequeña muestra de las muchas hierbas diferentes que se pueden utilizar para el tratamiento. Hay muchos otros remedios por ahí y cada cuerpo humano reacciona mejor a un determinado remedio. Tú llegarás a saber lo que funciona mejor para tu cuerpo experimentando con diferentes hierbas, una por una.

#1 Anemia
Hierba: Ortiga
Remedio: Prepara una infusión de ortiga y toma 3 tazas al día.

#2 Ansiedad
Hierba: Valeriana, Lúpulo
Remedio: Añade unas 10 gotas de tintura de valeriana

en agua y bébela, un par de veces al día, durante dos semanas. Para la ansiedad excesiva, prepara una tintura de lúpulo y diluye 20 gotas de la tintura en un vaso de agua. Toma esta mezcla hasta seis veces al día.

#3 Acné
Hierba: Caléndula, Consuelda, Equinácea
Remedio: Se puede aplicar crema de caléndula y consuelda en la zona afectada dos veces al día. Además, puedes consumir un comprimido de equinácea al día durante varias semanas.

#4 Alergias
Hierba: Ortiga, Flor de Saúco
Remedio: Toma 1 o 2 tazas de infusión de ortiga cada día durante tres meses; o utiliza 1 taza de infusión de flor de saúco cada día, empezando un mes antes de la temporada de fiebre del heno, y continuando durante su duración.

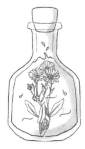

#5 Asma
Hierba: Equinácea, Ortiga, Tomillo
Remedio: Para la falta de aire, prepara una infusión de ortiga y tomillo, y toma unas 3 tazas al día; para el asma bronquial leve, prepara pastillas de equinácea y toma una al día.

#6 Pie de Atleta
Hierba: Cúrcuma, Caléndula
Remedio: Haz una pomada de caléndula y combina 3 cucharaditas de la pomada con ½ cucharadita de cúrcuma en polvo. Frote la zona afectada a diario.

#7 Dolor de Espalda
Hierba: Hierba de San Juan, Lavanda, Romero, Tomillo
Remedio: Prepara 3 tazas de una infusión de tomillo, añádela al agua caliente de una bañera y sumérgete en ella durante 20 minutos; combina 20 gotas de aceite esencial de lavanda, 2 cucharadas de aceite de infusión de hierba de San Juan y 10 gotas de aceite esencial de romero, y frótalas en la zona tensa.

#8 Picadura de Abeja
Hierba: Lavanda, Ortiga
Remedio: Frota hojas de ortiga en la zona de la picadura (después de retirar el aguijón) o aplica aceite esencial o tintura de

lavanda, para aliviarte.

#9 Hinchazón
Hierba: Hinojo, Menta.
Remedio: Prepara una infusión de hinojo combinando ½ cucharadita de semillas de hinojo y ¾ de taza de agua. Bebe esta infusión tres veces al día; o consume 1 taza de infusión de menta de una a tres veces al día.

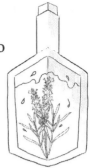

#10 Bronquitis
Hierba: Equinácea
Remedio: Combina ½ cucharadita de tintura de equinácea con un poco de agua y bébala dos o tres veces al día. Como alternativa, puede tomar un comprimido de equinácea al día.

#11 Moretones
Hierba: Árnica
Remedio: Aplica una pomada de árnica en la zona afectada dos o tres veces al día, pero sólo si la piel no está rota.

#12 Quemaduras
Hierba: Aloe Vera, Lavanda, Caléndula
Remedio: Aplicar gel de aloe vera o aceite esencial de lavanda sobre la zona afectada una vez que haya desaparecido el calor. Repite la operación según sea necesario. Prepara una infusión de caléndula y aplícala en frío sobre la zona afectada.

#13 Labios Agrietados
Hierba: Flor de Saúco
Remedio: Prepara una crema o ungüento con flores de saúco y aplica la mezcla sobre los labios agrietados. Debería funcionar bien en cualquier superficie agrietada de la piel.

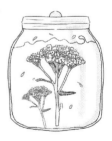

#14 Úlcera Aftosa
Hierba: Mirra
Remedio: Combina ½ cucharadita de tintura de mirra con 3 cucharaditas de agua y haz gárgaras durante un minuto.

#15 Varicela

Hierba: Equinácea, Hierba de San Juan, Toronjil
Remedio: Toma media cucharadita de tintura de equinácea con un poco de agua y bébela un par de veces al día. Esto reforzará el sistema inmunitario. Además, toma media cucharadita de tintura de bálsamo de limón, o haz un bálsamo con aceite de bálsamo de limón. El bálsamo de limón es especialmente eficaz contra el virus que causa la varicela. Por último, media cucharadita de tintura de hierba de San Juan en agua, o una crema hecha con tintura de hierba de San Juan, ayudará a calmar el picor y el dolor.

#16 Resfriado
Hierba: Jengibre
Remedio: Infusionar 3 rodajas de jengibre fresco en ¾ de taza de agua. Beber tres veces al día.

#17 Herpes Labial
Hierba: Bálsamo de limón
Remedio: Prepara una infusión de bálsamo de limón y bebe a sorbos a lo largo del día, consumiendo no más de 3 tazas. También puedes hacer una infusión de 3 cucharaditas de bálsamo de limón fresco o recién secado en ¾ de taza de agua durante diez minutos para su uso externo. Cuela, deja que se enfríe y aplícalo sobre la zona afectada tres veces al día.

#18 Cólico
Hierba: Hinojo
Remedio: Combina 1 cucharadita al ras de semillas de hinojo y ¾ de taza de agua. Cocer a fuego lento durante diez minutos, colar, dejar que se enfríe un poco y ofrecérselo al bebé. Es saludable tomar hasta una taza al día.

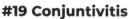

#19 Conjuntivitis
Hierba: Manzanilla alemana
Remedio: Poner en infusión dos bolsitas de té de manzanilla alemana en dos tazas de agua. Dejar enfriar, exprimir el exceso de té y colocar las bolsitas sobre los ojos.

#20 Estreñimiento
Hierba: Menta, jengibre, diente de león, regaliz
Remedio: Los tés e infusiones hechos con cualquier combinación

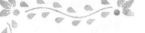

de las hierbas mencionadas anteriormente pueden ser poderosos para combatir el estreñimiento. Bebe 2-3 tazas al día.

#21 Tos
Hierba: Tomillo
Remedio: Haz una infusión de tomillo y consume 3 tazas al día.

#22 Caspa
Hierba: Árbol del té
Remedio: Diluye unas gotas de aceite esencial de árbol de té en tu champú habitual y lávate el pelo como de costumbre. No apliques el aceite del árbol del té sin diluir directamente sobre el cuero cabelludo. Este uso puede causar inflamación y erupciones.

#23 Erupción del Pañal
Hierba: Pamplina, Caléndula
Remedio: Prepara una pomada de pamplina y aplícala una o dos veces al día. La pomada de caléndula puede aplicarse sobre la piel seca cada vez que cambies el pañal.

#24 Diarrea
Hierba: Agrimonia
Remedio: Bebe aproximadamente 1 ½ tazas de una infusión de agrimonia cada día durante tres días.

#25 Inflamación digestiva, incluida la ERGE (enfermedad por reflujo gastroesofágico)
Hierba: Regaliz
Remedio: Haz una tintura de regaliz y combine ½ cucharadita de esta tintura con ½ taza de agua. Bebe dos veces al día.

#26 Dolor de Oídos
Hierba: Lavanda, ajo, gordolobo
Remedio: Pon un par de gotas de aceite esencial de lavanda en una bola de algodón y colócala dentro del oído afectado a modo de tapón. Mantenga la bola de algodón en su lugar durante al menos 10-15 minutos. El aceite de ajo-mulleína para el oído es un remedio aún más eficaz, utilizado de la misma manera. No dejes caer aceites esenciales sin diluir directamente en el canal auditivo.

#27 Dermatitis
Hierba: Manzanilla alemana, Hamamelis

Remedio: Prepara unas 3 tazas de infusión de manzanilla.

Añade esta infusión a un baño mientras esté caliente, y sumérgete durante 15-25 minutos. También puedes dejar que la infusión se enfríe y aplicarla sobre la zona del picor a modo de compresa. También puedes utilizar una crema de hamamelis, aplicándola en la zona afectada hasta cinco veces al día.

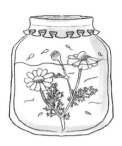

#28 Fatiga
Hierba: Ginseng, Hierba de San Juan
Remedio: Prepara cápsulas de ginseng y toma hasta 1 g de polvo al día. Prepara una infusión de hierba de San Juan y no consumas más de 2⅓ tazas al día.

#29 Fiebre
Hierba: Milenrama, Saúco
Remedio: Infusiona ½ cucharadita de milenrama y de saúco en ⅓ taza de agua. Déjelo en infusión durante diez minutos y bébalo de cinco a seis veces al día. No consuma más de 2⅓ tazas al día.

#30Gripe
Hierba: Tomillo, flor de saúco, bálsamo de limón
Remedio: Poner aproximadamente 1½-2 cucharadas de cada hierba en 3 tazas de agua. Prepare una infusión durante diez minutos y bébala. No consuma más de 3 tazas al día.

#31 Fracturas
Hierba: Consuelda
Remedio: Prepara una pomada o crema de consuelda y aplica estas mezclas en la zona afectada, tres o cuatro veces al día, siempre que la piel no esté rota. También puedes preparar una infusión de consuelda y aplicar compresas frías en la zona.

#32 Gastritis
Hierba: Sello de oro
Remedio: Prepara cápsulas de sello de oro con polvo de sello de oro y toma una, tres veces al día. Alternativamente, puedes beber 2 tazas de infusión de sello de oro al día. Tenga en cuenta que puede ser MUY amarga.

#33 Gingivitis (Inflamación de las Encías)
Hierba: Mirra
Remedio: Utilizando el mismo remedio que se utilizó para las aftas, combine ½ cucharadita de tintura de mirra y 3 cucharaditas de agua, y haga gárgaras durante un minuto.

#34 Pérdida de Cabello
Hierba: Tomillo
Remedio: Prepara una infusión de tomillo, déjala enfriar y masajea el cuero cabelludo con la mezcla caliente para revertir la caída del cabello y favorecer su crecimiento.

#35 Halitosis (Mal Aliento)
Hierba: Árbol del té, salvia
Remedio: Diluye una gota de aceite de árbol de té en un par de gotas de aceite vegetal y añádelo a una taza de agua tibia. Enjuágate la boca con parte de la solución durante 30 segundos y escúpela. Hazlo hasta que hayas utilizado toda la taza. Alternativamente, prepare una taza de infusión de salvia, enjuágate la boca con parte de la solución durante 30 segundos y escúpela. Enjuaga y repite hasta que la taza esté vacía.

#36 Resaca
Hierba: Diente de león
Remedio: Hacer una infusión con 15 g (½ oz) de raíz de diente de león y 3 tazas de agua. Bebe, en pequeñas cantidades, con frecuencia durante el día.

#37 Dolor de Cabeza
Hierba: Romero, Lavanda
Remedio: Prepara una infusión de romero y toma 2 tazas al día. Como remedio general para el dolor de cabeza, también puedes frotarte aceite esencial de lavanda o romero en las sienes durante un par de minutos para relajarte y calmar el dolor de cabeza.

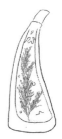

#38 Hemorroides
Hierba: Hamamelis
Remedio: Aplique la pomada de hamamelis después de cada evacuación, o una o dos veces al día.

#39 Presión Arterial Alta

Hierba: Ajo, Ginkgo
Remedio: Coma uno o dos dientes de ajo frescos cada día, o tome un comprimido de ajo al día. Como alternativa, tome un comprimido de ginkgo al día durante dos o tres meses

#40 Urticaria
Hierba: Ortiga, pamplina
Remedio: Aplica una crema de pamplina en la zona afectada o prepara una infusión de ortiga y bébela regularmente a lo largo del día, consumiendo no más de 3 tazas en total.

#41 Indigestión
Hierba: Manzanilla alemana, hinojo
Remedio: Prepara una infusión de manzanilla o de semillas de hinojo y bebe 1 taza después de cada comida, o según sea necesario.

#42 Picaduras de Insectos
Hierba: Salvia, albahaca, tomillo
Remedio: Extrae el zumo de las hojas de una de las hierbas anteriores y aplícalo directamente sobre las picaduras.

#43 Insomnio
Hierba: Lavanda, manzanilla, valeriana
Remedios: Prepara una infusión de lavanda y toma ¾ de taza antes de acostarte. Alternativamente, tome 1 taza de infusión de manzanilla antes de acostarse. Para un estado de insomnio más intenso, prepara pastillas de valeriana y toma una antes de acostarte.

#44 Infecciones Hepáticas
Hierba: Cardo mariano
Remedio: Prepara una infusión de cardo mariano y beba aproximadamente ⅓ taza al día.

#45 Menopausia
Hierba: Salvia, Cimicifuga
Remedios: Prepara una infusión de salvia y toma una taza por

la noche para reducir los sudores nocturnos y los sofocos. Además, también puedes tomar un comprimido de cimicifuga para hacer frente a los niveles fluctuantes de estrógeno y progesterona.

#46Enfoque Mental
Hierba: Ginkgo
Remedio: Prepara pastillas de ginkgo y toma una al día.

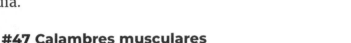

#47 Calambres musculares
Hierba: Árnica
Remedio: Prepara una crema o pomada de árnica y aplícala en la zona afectada, masajeando durante uno o dos minutos.

#48 Náuseas
Hierba: Bálsamo de limón
Remedio: Prepara una infusión de bálsamo de limón con hierbas secas y toma 2-3 tazas al día.

#49 Dolor de Regla
Hierba: Cohosh negro
Remedio: Prepara una tintura de cohosh negro y combina 40 gotas de esta mezcla con ½ taza de agua. Bebe tres veces al día.

#50 Síndrome Premenstrual (SPM)
Hierba: Vervain, Rosemary
Remedios: Prepara pastillas de verbena y toma una al día. Añade de 5 a 10 gotas de aceite esencial de romero a un baño y sumérgete durante veinte minutos.

#51 Psoriasis
Hierba: Cúrcuma
Remedio: Hacer una cataplasma con 1 cucharadita de cúrcuma en polvo y una cantidad de agua suficiente para formar una pasta. Aplíquela directamente en la zona afectada, tres veces al día. Ten cuidado, ya que la cúrcuma mancha, y especialmente la ropa.

#52 Artritis Reumatoide
Hierba: Cohosh negro
Remedio: Prepara una infusión de cimicifuga y tómala a sorbos a lo largo del día, consumiendo hasta 3 tazas al día.

#53 Herpes
Hierba: Ajo, jengibre, toronjil
Remedios: Aplicar rodajas de jengibre o ajo fresco sobre las herpes rojas no abiertas hasta seis veces al día. Prepare una infusión de bálsamo de limón y beba 2 ó 3 tazas al día. Como alternativa, se puede aplicar un bálsamo hecho con toronjil sobre el herpes zóster y esto ayudará a combatir el virus que causa la afección.

#54 Infección de los Senos Paranasales
Hierba: Manzanilla alemana, tomillo
Remedio: Haz una inhalación de vapor con 15 g (½ onza) de manzanilla o tomillo en 3 tazas de agua. Coloca la cabeza sobre la olla con la infusión, coloca una toalla sobre la cabeza y la olla, e inhala durante diez minutos.

#55 Marcas de la Piel
Hierba: Árbol del té
Remedio: Añade unas gotas de aceite esencial de árbol de té a una bola de algodón y aplícala sobre el lunar, dejándola reposar durante unos diez minutos. Un trozo de esparadrapo ayudará a mantenerlo en su sitio. Hazlo tres veces al día durante el tiempo que tarde en caerse.

#56 Dolores Musculares
Hierba: Tomillo, romero
Remedio: Prepara 3 tazas de infusión con una (o ambas) de las hierbas y añade el agua caliente a una bañera. Déjalo en remojo durante unos 20 minutos.

#57 Dolor de Garganta
Hierba: Romero, mirra, equinácea
Remedio: Añadir ⅓ cucharadita de cada hierba a 5 cucharaditas de agua tibia, mezclar para combinar y hacer gárgaras durante un minuto. No ingerir si se está embarazada.

#58 Esguinces
Hierba: Árnica, consuelda
Remedio: Prepara una crema o pomada de árnica, aplícala en la zona afectada y masajea durante unos minutos. Hazlo tres veces al día. Haz una cataplasma de consuelda y aplícala sobre el esguince.

#59 Articulaciones Rígidas
Hierba: Hierba de San Juan, Lavanda
Remedio: Combina aproximadamente 2 ½ cucharadas de aceite infundido de hierba de San Juan con 20-30 gotas de aceite esencial de lavanda y masajea la mezcla en la zona rígida.

#60 Espasmos Estomacales
Hierba: Manzanilla alemana, Angélica
Remedio: Haz una infusión con tres partes de manzanilla y una parte de raíz de angélica. Bebe a sorbos a lo largo del día, consumiendo hasta 3 tazas.

#61 Estrés
Hierba: Ginseng
Remedio: Tome una o dos cápsulas de ginseng al día.

#62 Quemaduras de Sol
Hierba: Aloe Vera
Remedio: Aplicar gel de aloe vera en la zona quemada por el sol tantas veces como sea necesario.

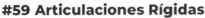

#63 Hinchazón y Retención de Líquidos
Hierba: Diente de león
Remedios: Prepara una infusión de hojas de diente de león y toma 2 tazas al día. También puedes preparar un zumo de diente de león con las hojas de la planta y consumir 1 cucharada del zumo tres veces al día.

#64 Úlceras Linguales
Hierba: Mirra, regaliz, equinácea
Remedios: Combina partes iguales de las tinturas de las hierbas y aplíquelas cuidadosamente en la zona de la boca. También se puede diluir una parte de la mezcla de tintura en cinco partes de agua y hacer gárgaras.

#65 Amigdalitis
Hierba: Echinácea
Remedio: Prepara pastillas de equinácea y toma una o dos al día. No tomes más de 1 g de polvo al día.

#66 Enfermedad de Viaje

Hierba: Jengibre, cúrcuma
Remedio: Haz una infusión con 2 rodajas de jengibre y ½ cucharadita de cúrcuma en polvo en ¾ de taza de agua. No bebas más de 3 tazas al día. Como alternativa, ¡consuma jengibre confitado, o la especia de jengibre en polvo de su cocina!

#67 Infección del Tracto Urinario (ITU)
Hierba: Ajo, Equinácea
Remedio: Prepara tabletas o cápsulas de una o ambas hierbas y toma una cada día.

#68 Venas Varicosas
Hierba: Caléndula, Hamamelis
Remedio: Combinar partes iguales de crema de caléndula y hamamelis y aplicar sobre la zona afectada.

#69 Verrugas
Hierba: Aloe Vera, Árbol del Té
Remedio: Aplica gel de aloe vera sobre la verruga un par de veces al día durante un máximo de tres meses. También puedes diluir 1 o 2 gotas de aceite esencial de árbol del té en 12 gotas de aceite de almendras, y aplicar 3 o 4 gotas de la mezcla en una bola de algodón que colocarás sobre la verruga. Repite la operación dos o tres veces al día.

#70 Heridas
Hierba: Consuelda, Aloe Vera
Remedio: Prepara una pomada de consuelda y aplícala alrededor de los bordes de la zona herida. Cuando veas que se ha formado una costra, limpia con gel de aloe vera.

#71 Infección por Hongos
Hierba: Caléndula
Remedio: Prepara 3 tazas de infusión de caléndula y añádela, mientras esté caliente, a un baño. Dejar en remojo durante 15–25 minutos.

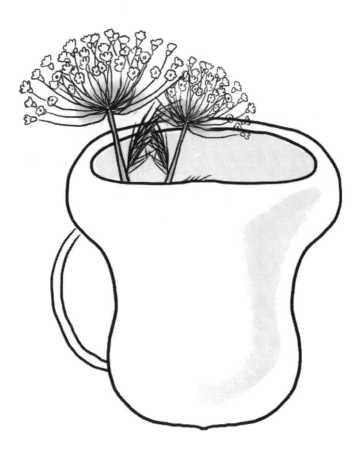

Prácticas Recetas y Mezclas de Hierbas

Aunque ya hemos cubierto 15 métodos de extracción que se pueden utilizar para preparar todo tipo de curas con hierbas, y hemos pasado por la friolera de 71 remedios que ayudarán en el proceso de curación, sería negligente no regalarte algunas recetas con hierbas. Piensa en este capítulo como tu última lección para convertirte en un maestro curandero a base de hierbas, en la que rematas tu formación e invocas tus puntos fuertes. Este capítulo final debería inspirarte para ser audaz y hacer tus propias creaciones herbales de colores.

Té de Romero y Jengibre con Limón para Reforzar el Sistema Inmunitario

Ingredientes:
1 rodaja de limón
1 cucharada de jengibre fresco en   rodajas
1 cucharadita de romero picado
1 taza de agua

Método:
1. Combina el jengibre y el agua en una olla pequeña y ponla a fuego medio.

2. Cocer a fuego lento durante unos cinco minutos para que se decante, y luego apagar el fuego.

3. Añadir el romero y tapar la olla. Deje que infusione durante diez minutos.

4. Cuela la mezcla y exprima el zumo de limón en la olla justo antes de servir. Que lo disfrutes.

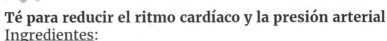

Té para reducir el ritmo cardíaco y la presión arterial

Ingredientes:

1 ⅓ cucharada de hojas de ortiga secas
1 ⅓ cucharada de baya de saúco seca
1 ⅓ cucharada de bálsamo de limón seco
1 ⅓ cucharada de bayas de espino secas
1 litro (1 cuarto) de agua

Método:

1. Llevar el agua a ebullición y retirar la olla del fuego.

2. Añadir las hierbas a la olla y tapar.

3. Déjalo reposar durante cinco minutos y luego cuélalo en una botella limpia.

4. Bebe unas 3 cucharadas de la infusión aproximadamente cada hora durante 12 días seguidos.

Té para adelgazar

Ingredientes:

1 cucharada de hojas de ortiga secas
½ cucharada de cáscara de naranja seca
½ cucharada de jengibre en rodajas
½ cucharada de hojas de diente de león secas
¼ de cucharada de semillas de hinojo
2 ½ tazas de agua

Método:

1. Llevar a ebullición 2 ½ tazas de agua y retirar del fuego.

2. Añadir las hierbas, tapar la olla y dejar reposar de tres a cinco minutos.

3. Colar en una botella y consumir durante el día.

Tintura para el Alivio Mental

Ingredientes:

1 litro (1 cuarto) de Vodka
5 cucharadas de raíz de valeriana seca
2 cucharadas de romero picado
1 cucharada de menta picada

Método:

1. Colocar todos los ingredientes en un frasco esterilizado.

2. Cierra bien el tarro y agítelo para que se mezclen.

3. Colócalo en un lugar oscuro y fresco y déjelo reposar durante tres semanas. Asegúrese de agitar bien el frasco una vez al día.

4. Comienza con ¼ de cucharada mezclada con un poco de agua, y después de 30 minutos tome dosis adicionales si es necesario.

Tónico de Jengibre y Saúco para la Vitalidad Invernal

Ingredientes:
2 tazas de agua
1 taza de bayas de saúco secas
1 cucharada de jengibre fresco rallado
½ taza de miel cruda
1 cucharadita de su especia favorita (a mí me funciona bien la canela)

Método:

1. Poner el jengibre, las bayas de saúco y el agua en una olla.

2. Poner a fuego medio y llevar apenas a ebullición.

3. Reducir el fuego a bajo y dejar que la mezcla cueza a fuego lento durante unos 20 minutos.

4. Deja que se enfríe hasta que se pueda manipular luego pasa el líquido por un colador.

5. Añade la miel y las especias y viértelo en un tarro o una botella de cristal limpia.

6. Guárdalo en la nevera y disfruta de una cucharada al día.

Mezcla para el Enjuague Bucal (Perfecta para la Inflamación)

Ingredientes:
1 cucharada de hierba de San Juan seca
1 cucharada de ortiga seca
1 cucharada de manzanilla seca

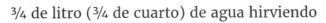

¾ de litro (¾ de cuarto) de agua hirviendo

Método:
1. Coloca las hierbas en una olla pequeña y vierte el agua hirviendo sobre ellas.

2. Tápalo y déjalo reposar durante cinco minutos.

3. Cuela la mezcla en un frasco o botella de cristal limpio con tapa.

4. Haz gárgaras antes y después de cada comida.

Aceite de Masaje con Hierbas

Ingredientes:
⅓ taza de caléndula fresca
⅓ taza de Hierba de San Juan fresca
⅓ taza de lavanda fresca
300 ml (unas 10-11 onzas) de un aceite portador como el de almendras, sésamo o coco.

Método:
1. Coloca el material vegetal dentro de un tarro de cristal previamente esterilizado.

2. Vierte el aceite portador sobre las hierbas, asegurándose de dejar unos dos dedos de espacio para que las hierbas frescas se expandan. Las hierbas deben estar totalmente sumergidas; de lo contrario, puede formarse moho.

3. Cierra el tarro y déjalo reposar en un lugar cálido (cerca de una ventana es perfecto) durante 30-40 días.

4. Cuela el aceite a través de una gasa y colócalo en una botella limpia.

5. Guarda el aceite de masaje en un lugar oscuro y fresco, y utilízalo cuando lo necesite.

Bálsamo de Manos de Caléndula y Lavanda

Ingredientes:
1 cucharada de caléndula seca
1 cucharada de lavanda seca

50-60 ml (2 oz) de aceite de coco
80-90 ml (3 oz) de aceite de oliva
50-60 g (2 oz) de manteca de karité
50-60 g (2 oz) de cera de abeja en bolitas

Método:

1. Poner el aceite de coco y el aceite de oliva en una olla pequeña a fuego medio y calentar hasta que se derrita por completo. Retirar del fuego.

2. Añade la caléndula y la lavanda, remueve suavemente la mezcla y deja que las hierbas reposen durante media hora para que se infusionen.

3. Colar el aceite a través de una gasa o un colador de malla fina, en un tarro de cristal.

4. Poner la manteca de karité y la cera de abejas en la olla que usaste antes y derretir la mezcla a fuego medio.

5. Añade la mezcla al aceite infundido y remueve suavemente para combinar.

6. Cierra el tarro y deja que el bálsamo se solidifique por completo antes de utilizarlo.

7.

Mantente a Salvo

La medicina a base de hierbas es realmente segura y natural, pero eso no significa que deba abordarse sin precauciones. No todas las hierbas son inofensivas y no todos tenemos las mismas necesidades nutricionales y de salud. El efecto del remedio herbal depende de los componentes activos de las hierbas y de cómo interactúan con su metabolismo y su condición médica única.

Obviamente, no podemos abarcar todos los problemas de salud menores y discutir cada una de las sustancias químicas que se encuentran en las hierbas. Sin embargo, existen directrices generales que todo aspirante a herborista debe conocer para garantizar tratamientos seguros y eficaces.

Limítate a lo que sabes. Experimentar con hierbas que no has usado antes no sólo es imprudente, sino que puede tener un efecto catastrófico. Incluso si no eres alérgico a la planta o la hierba es generalmente segura de consumir, puede haber efectos secundarios graves. Las hierbas interactúan entre sí y con los medicamentos comerciales, y pueden empeorar ciertas condiciones. Investiga bien la hierba y asegúrate de que tu estado físico y emocional puede beneficiarse de su uso. Además, cuando pruebes nuevos tratamientos, prueba una hierba a la vez por si reaccionas a ella. Si utilizas una combinación, no podrás identificar qué hierba no te sienta bien.

Consume sólo las dosis adecuadas. Incluso las hierbas más seguras que ha consumido en forma de té durante toda tu vida, pueden tener un efecto negativo si se toman en grandes cantidades. Los remedios y preparaciones de este libro sugieren dosis medicinales que no deben excederse. Antes de hacer tu propia receta o de auto-prescribir un remedio, investigue un poco para determinar las dosis exactas que son apropiadas.

En caso de duda, evítalo. No se debe jugar con la toxicidad de ciertas hierbas. Si no estás seguro de estar utilizando en exceso una poción preparada, o tienes alguna duda sobre el remedio, no lo utilices.

Evita los compromisos a largo plazo. Hay cientos de hierbas cuyo uso es extremadamente seguro, pero sólo a corto plazo. Investiga un poco y comprueba durante cuánto tiempo puedes utilizar con seguridad una determinada hierba de forma interna y externa. Las hierbas más seguras pueden usarse hasta que los síntomas desaparezcan, pero si no hay mejoras después de dos o tres semanas, consulta con un profesional.

Importante: No determines la dosis tú mismo, sigue siempre el consejo de un profesional.

Precauciones especiales con los niños. Aunque muchas hierbas pueden ofrecerse con seguridad a los niños, sugiero encarecidamente no dar remedios herbales a los bebés menores de seis meses, a menos que su médico le aconseje lo contrario. Hay que ser muy cauteloso a la hora de dar remedios a los niños, y tener en cuenta que también hay que ajustar la dosis.

Véase más abajo:

6-12 meses: una décima parte de la dosis de adulto
1-6 años: un tercio de la dosis de adulto
7-12 años: la mitad de la dosis de adulto

La proporción perfecta para la dosis de adultos se explica en los métodos de extracción en "Aprovechamiento de la esencia de las hierbas".

Precauciones especiales en caso de embarazo. Durante el primer trimestre, evita todas las hierbas medicinales a menos que su ginecólogo u obstetra le aconseje lo contrario. Evita las tinturas a base de alcohol durante el embarazo y utiliza sólo hierbas que sean absolutamente seguras mientras estás en este estado.

Precauciones especiales para las personas mayores. Las

personas mayores, especialmente las de más de 70 años, tienen un metabolismo mucho más lento. Por ello, se recomienda que tomen ¾ de las dosis recomendadas para adultos.

Ten cuidado con los aceites esenciales. Nunca tomes aceites esenciales por vía interna a menos que su médico le dé luz verde. Cuando se aplican de forma tópica, siempre es mejor diluir los aceites con un aceite portador (el vegetal o el de almendras funcionan bien) antes de aplicarlos en la zona afectada.

Ten en cuenta tu estado. Cuando busques un remedio que te funcione, debes tener en cuenta cómo te sientes, cuánto pesas, a qué eres alérgico y qué afecciones deseas tratar. Además, ten en cuenta que los remedios herbales NO suelen ser una solución rápida. La mayoría tratan la causa, no los síntomas. Y también hay que recordar que las hierbas no deben utilizarse durante más de tres meses sin un descanso y una reevaluación. Si no están haciendo su trabajo, puede haber una razón subyacente. Consulta con un profesional para saber qué cambios hay que hacer.

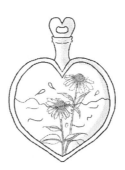

Conclusión

nhorabuena! Con los conocimientos que has reunido en tu haber, ahora eres oficialmente elegible para probar tu mano en la curación con hierbas.

Después de aprender las bases de la herboristería, conocer 40 de las hierbas esenciales, descubrir 15 métodos de extracción diferentes y enriquecerte con el conocimiento de muchos remedios útiles y recetas a base de hierbas; es seguro decir que ahora tienes lo que se necesita para convertirte en un herbolario. Así pues, no dudes en ir a comprar el equipo de herboristería, plantar tu jardín de hierbas y, finalmente, preparar medicamentos a base de plantas para la curación natural.

Ha llegado el momento de coger el mortero y las hierbas del alféizar de la ventana. Busca un remedio sencillo en este libro y comprueba lo fácil que es cuando sabes lo que estás haciendo. De un herbolario a otro, saludo tu compromiso y te deseo una botica casera bien surtida.

Sólo recuerda que no necesitas mucho para embarcarte en este viaje hacia la curación terapéutica, pero definitivamente necesitas viajar con seguridad si quieres que este viaje de curación continúe.

Me encantaría que me contaras tus aventuras con las hierbas. ¡Mantengamos el contacto! Encontrarás el camino a nuestro grupo de hierbas a continuación.

MI última petición...

Al ser un autor pequeño, las reseñas me ayudan enormemente. ¡Significaría   mucho para mí si pudieras dejar una reseña!

Si te ha gustado leer este libro y has aprendido un par de cosas, ¡escanea el código QR con tu cámara para dejar una reseña!

¡Escanea con tu cámara para dejar una opinión!

O envía un correo electrónico a greenhopexllc@gmail.com con el asunto "Enlace de agradecimiento" ¡Y te enviaré el enlace de la reseña

¿Tienes preguntas o necesitas un consejo?

¡Únase a nuestra gran familia de hierbas!

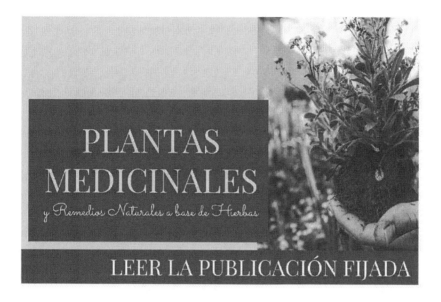

PLANTAS MEDICINALES
y Remedios Naturales a base de Hierbas

LEER LA PUBLICACIÓN FIJADA

Conéctate con personas afines en nuestra comunidad privada herbal en facebook.

¡escanea con tu cámara para unirte!

Referencias y Lecturas Adicionales

Agrawal, M., Nandini, D., Sharma, V., & Chauhan, N. S. (2010). Herbal remedies for treatment of hypertension. *International Journal of Pharmaceutical Sciences and Research 1* (5), pp. 1–21. http://dx.doi.org/10.13040/IJPSR.0975-8232.1(5).1-21

Alharbi, N. S., Alenizi, A. S., Al-Olayan, A. M., Alobaidi, N. A., Algrainy, A. M., Bahadhailah, A. O., Alhunayni, A. A., Alqurashi, H. D., & Alrohaimi, Y. A. (2018). Herbs use in Saudi children with acute respiratory illnesses. *Sudanese Journal of Paediatrics*, 18(2), 20–24. https://doi.org/10.24911/SJP.106-1538457624

Boadu, A., & Asase, A. (2017). Documentation of herbal medicines used for the treatment and management of human diseases by some communities in southern Ghana. *Evidence-Based Complementary and Alternative Medicine,* Article ID 3043061. https://doi.org/10.1155/2017/3043061

Bodagh, M. N., Maleki, I., & Hekmatdoost, A. (2019). Ginger in gastrointestinal disorders: A systematic review of clinical trials. *Food Science and Nutrition*, 7(5), 96–108. https://doi.org/10.1002/fsn3.807

Chevallier, A. (2016). *Encyclopedia of herbal medicine: 550 Herbs and remedies for common ailments.* Penguin.

Chumpitazi, B. P., Kearns, G. L., & Shulman, R. J. (2018). Review article: the physiological effects and safety of peppermint oil and its efficacy in irritable bowel syndrome and other functional disorders. *Alimentary Pharmacology & Therapeutics*, 47(6), 738–752. https://doi.org/10.1111/apt.14519

CMA. (2012). *A–Z Glossary of terms used in herbal medicine.* The Complementary Medical Association. https://www.the-cma.org.uk/Articles/AZ-Glossary-of-Terms-Used-in-Herbal-Medicine-A-3325/

Daniels, E. (2018). 16 Medicinal plants to keep in your home. *ProFlowers.* https://www.proflowers.com/blog/medicinal-plants

Davis, J. (2019). *Harvesting and preserving herbs for the home gardener.* NC State Extension Publication. https://content.ces.ncsu.edu/harvesting-and-preserving-herbs-for-the-home-gardener

Deering, S. (2019). *Nature's 9 most powerful medicinal plants and the science behind them.* Healthline. https://www.healthline.com/health/most-powerful-medicinal-plants

Easley, T., & Horne, S. (2016). *The modern herbal dispensatory: A medicine-making guide.* North Atlantic Books. ISBN:9781623170806.

Ekor, M. (2014). The growing use of herbal medicines: issues relating to adverse reactions and challenges in monitoring safety. *Frontiers in Pharmacology, 4,* p. 177. https://doi.org/10.3389/fphar.2013.00177

Ellis, M. E. (2020). *Turmeric and other anti-inflammatory spices.* Healthline. https://www.healthline.com/health/osteoarthritis/turmeric-and-anti-inflammatory-herbs#garlic

Fisher, M. Z. (2020). *Steam inhalation: How to use fresh herbs to make your own home remedy for congestion relief.* BusinessInsider. https://www.businessinsider.in/science/health/news/steam-inhalation-how-to-use-fresh-herbs-to-make-your-own-home-remedy-for-congestion-relief/articleshow/78838474.cms

Francis, M. (Undated) Healing herbs: Learn to make infused oils and balms. *HGTV Blogsite.* https://www.hgtv.com/design/make-and-celebrate/handmade/diy-herbal-infused-oils

Frost, R., MacPherson, H., & O'Meara, S. (2013). A critical scoping review of external uses of comfrey (*Symphytum* spp.). *Complementary therapies in medicine, 21*(6), 724–745. https://doi.org/10.1016/j.ctim.2013.09.009

Galan, N. (2019). *8 Herbs and supplements for depression.* Medical News Today. https://www.medicalnewstoday.com/articles/314421

Gardner, D. (2002). Evidence-based decisions about herbal products for treating mental disorders. *Journal of Psychiatry and Neuroscience 27*(5): 324–333. https://www.ncbi.nlm.nih.gov/pmc/articles/PMC161674/

Gartrell, E. (2000). More about the Pond's Collection. Rare Book, Manuscript and Special Collections Library, Duke University. https://library.duke.edu/rubenstein/scriptorium/eaa/ponds.html#note

Ghorbanibirgani, A., Khalili, A., & Zamani, L. (2013). The efficacy of stinging nettle (*Urtica dioica*) in patients with benign prostatic hyperplasia: a randomized double-blind study in 100 patients. *Iranian Red Crescent medical journal, 15*(1), 9–10. https://doi.org/10.5812/ircmj.2386

Gladstar, R. (2014). *Herbs for common ailments – how to make and use herbal remedies for home health care.* Storey Publishing. ISBN: 1612124321, 9781612124322.

GI Society. (2008). Time-tested natural remedies for digestive disorders. Canadian Society of Intestinal Research. First published in the *Inside Tract newsletter 165.* https://badgut.org/information-centre/a-z-digestive-topics/time-tested-natural-remedies-fordigestive-disorders/

Hewlings, S. J., & Kalman, D. S. (2017). Curcumin: A review of its effects on human health. *Foods (Basel, Switzerland)*, 6(10), 92. https://doi.org/10.3390/foods6100092

Huizen, J. (2020). *Home and natural remedies for upset stomach.* Medical News Today. https://www.medicalnewstoday.com/articles/322047

Iwanaga, M., Iwanaga, H., Kawakami, N., & World Mental Health Japan Survey Group (2017). Twelve-month use of herbal medicines as a remedy for mental health problems in Japan: A cross-national analysis of World Mental Health Survey data. *Asia-Pacific Psychiatry* 9(3), https://doi.org/10.1111/appy.12285

Jeanroy, E. (2019). How to make herbal infusions. *The Spruce Eats Blogsite.* https://www.thespruceeats.com/how-to-make-an-herbal-infusion-1762142

Johns Cupp, M. (1999). Herbal remedies: Adverse effects and drug interactions. *American Family Physician* 59(5), 1239-1244. https://www.aafp.org/afp/1999/0301/p1239.html

Johnson, T. (2020). *11 Supplements for Menopause.* WebMD. https://www.webmd.com/menopause/ss/slideshow-menopause

Kaur, J., Kaur, S., & Mahajan, A. (2013). Herbal medicine: Possible risks and benefits. *American Journal of Phytomedicine and Clinical Therapeutics* 1(2), 226–239. https://www.imedpub.com/articles/herbal-medicines-possible-risks-andbenefits.pdf

Keiley, L. (2006). *6 Natural Allergy Remedies.* Mother Earth News. https://www.motherearthnews.com/natural-health/natural-allergy-remedies-zmaz06aszraw

Kyrou, I., Christou, A., Panagiotakos, D., Stefanaki, C., Skenderi, K., Katsana, K., & Tsigos, C. (2017). Effects of a hops (*Humulus lupulus* L.) dry extract supplement on self-reported depression, anxiety and stress levels in apparently healthy young adults: A randomized, placebo-controlled, double-blind, crossover pilot study. *Hormones (Athens, Greece)*, 16(2), 171–180. https://doi.org/10.14310/horm.2002.1738

Liang, W., Xu, W., Zhu, J., Zhu, Y., Gu, Q., Li, Y., Guo, C., Huang, Y., Yu, J., Wang, W., Hu, Y., Zhao, Y., Han, B., Bei, W., & Guo, J. (2020). *Ginkgo biloba* extract improves brain uptake of ginsenosides by increasing blood-brain barrier permeability via activating A1 adenosine receptor signaling pathway. *Journal of Ethnopharmacology*, 246, 112243. https://doi.org/10.1016/j.jep.2019.112243

Lu, X., Samuelson, D. R., Rasco, B. A., & Konkel, M. E. (2012). Antimicrobial effect of diallyl sulphide on *Campylobacter jejuni* biofilms. *Journal of Antimicrobial Chemotherapy, 67*(8), 1915–1926. https://doi.org/10.1093/jac/dks138

Massoud, A., El Sisi, S., Salama, O., & Massoud, A. (2001). Preliminary study of therapeutic efficacy of a new fasciolicidal drug derived from *Commiphora molmol* (myrrh). *The American Journal of Tropical Medicine and Hygiene, 65*(2), 96–99. https://doi.org/10.4269/ajtmh.2001.65.96

Motaleb, M. A., Hossain, M. K., Sobhan, I., Alam, M. K., Khan, N. A., & Firoz, R. (2011) *Selected medicinal plants of Chittagong Hill tracts.* IUCN, Dhaka, Bangladesh. https://www.iucn.org/content/selected-medicinal-plants-chittagong-hill-tracts

Mulrow, C., Lawrence, V., Jacobs, B., Dennehy, C., Sapp, J., Ramirez, G., Aguilar, C., Montgomery, K., Morbidoni, L., Arterburn, J. M., Chiquette, E., Harris, M., Mullins, D., Vickers, A., & Flora, K. (2000). Milk thistle: Effects on liver disease and cirrhosis and clinical adverse effects; Summary. *AHRQ Evidence Report Summaries, 21.* Rockville (MD): Agency for Healthcare Research and Quality (US); 1998-2005. https://www.ncbi.nlm.nih.gov/books/NBK11896/

Petrovska, B. (2012). Historical review of medicinal plants' usage. *Pharmacognosy Reviews, 6*(11), 1–5. https://doi.org/10.4103/0973-7847.95849

Pittler, M. H., & Ernst, E. (2004). Feverfew for preventing migraine. *The Cochrane Database of Systematic Reviews,* (1), CD002286. https://doi.org/10.1002/14651858.CD002286.pub2

Ratini, M. (2019). *Natural cold and flu remedies.* WebMD. https://www.webmd.com/cold-and-flu/ss/slideshow-natural-cold-and-flu-remedies

Salleh, A. (2014). *Plant chemicals could help Alzheimer's.* ABC Science. URL: https://www.abc.net.au/science/articles/2014/10/15/4098476.htm

Setright, R. (2017). Prevention of symptoms of gastric irritation (GERD) using two herbal formulas: An observational study. *Journal of the Australian Traditional-Medicine Society, 23*(2), 68–71. https://search.informit.org/doi/10.3316/informit.950298610899394 (Original work published June 2017)

Shah, S. A., Sander, S., White, C. M., Rinaldi, M., & Coleman, C. I. (2007). Evaluation of echinacea for the prevention and treatment of the common cold: a meta-analysis. *The Lancet Review, 7*(7), 473-480. https://doi.org/10.1016/S1473-3099(07)70160-3

Shiel, W. Jr. (Undated). *Herbs: Toxicities and drug interactions.* MedicineNet. https://www.medicinenet.com/herbs___toxicities_and_drug_interactions/views.htm

Schrum, C. (2018). *13 Natural remedies for common ailments.* ExperienceLife.https://experiencelife.com/article/13-natural-remedies-for-common-ailments/

Tabassum, N. & Ahmad, F. (2011) Role of natural herbs in the treatment of hypertension. *Pharmacognosy Review* 5(9), pp. 30–40. https://doi.org/10.4103/0973-7847.79097 https://www.ncbi.nlm.nih.gov/pmc/articles/PMC3210006/

Vickers, A., Zollman, C., & Lee, R. (2001). Herbal medicine. *The Western Journal of Medicine*, 175(2), 125–128. https://doi.org/10.1136/ewjm.175.2.125

Widrig, R., Suter, A., Saller, R., & Melzer, J. (2007). Choosing between NSAID and arnica for topical treatment of hand osteoarthritis in a randomised, double-blind study. *Rheumatology International*, 27, 585–591. https://doi.org/10.1007/s00296-007-0304-y

Wikipedia. (2020). *History of herbalism.* Wikipedia. https://en.wikipedia.org/wiki/History_of_herbalism

Wikipedia. (2021). *Medicinal plants.* Wikipedia. https://en.wikipedia.org/wiki/Medicinal_plants

Wolff, H. H., & Kieser, M. (2007). Hamamelis in children with skin disorders and skin injuries: Results of an observational study. *European Journal of Pediatrics*, 166(9), 943–948. https://doi.org/10.1007/s00431-006-0363-1

Wills, R. B. H., Bone, K. & Morgan, M. (2000). Herbal products: Active constituents, modes of action, and quality control. *Nutrition Research Reviews* 13, pp. 47–77. https://www.cambridge.org/core/services/aop-cambridge-core/content/view/8E5D4F8734D795BB107F89E6E5CB8587/S0954422400000044a.pdf/div-class-title-herbal-products-active-constituents-modes-of-action-and-quality-control-div.pdf

Wu, M., Liu, L., Xing, Y., Yang, S., Li, H., & Cao, Y. (2020). Roles and mechanisms of hawthorn and its extracts on atherosclerosis: A review. *Frontiers in Pharmacology*, 11, 118. https://doi.org/10.3389/fphar.2020.00118

Zhang, J., Onakpoya, I. J., Posadzki, P., & Eddouks, M. (2015). The safety of herbal medicine: From prejudice to evidence. *Evidence-Based Complementary and Alternative Medicine*, Article ID 316706. https://doi.org/10.1155/2015/316706

Zick, S. M., Schwabl, H., Flower, A., Chakraborty, B., & Hirschkorn, K. (2009). Unique aspects of herbal whole system research. *Explore (New York)*, 5(2), 97–103. https://doi.org/10.1016/j.explore.2008.12.001

Made in United States
Troutdale, OR
12/03/2024

25867172R00099